만성신장병 이야기

(환자와 보호자를 위한 만성신장병 관리)

저자 : **하 성 규**

미래아이엔지 신장병센타 원장
연세의대 내과 명예 교수

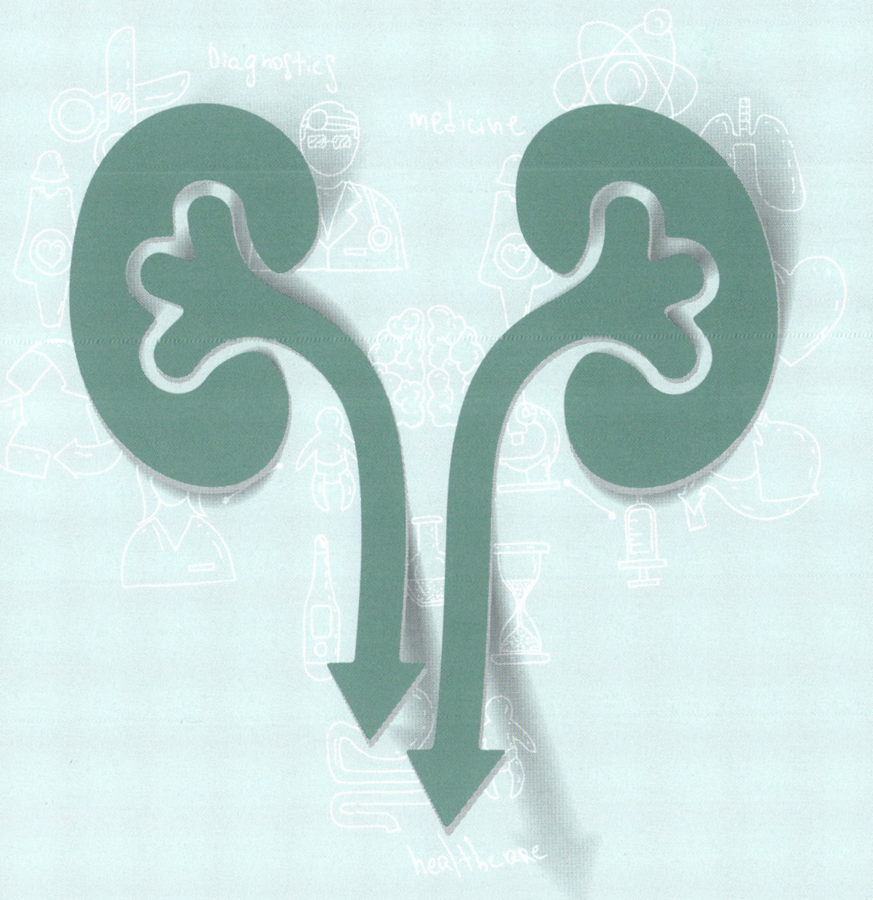

메 디 안 북

만성 신장병 이야기

(환자와 보호자를 위한 만성 신장병 관리)

머리말

최근 들어 신대체요법을 필요로 하는 만성 신장병 환자가 급격하게 증가하고 있으며 이들 환자에서 40 – 50%는 심혈관계 질환에 의하여 사망하는 것으로 알려져 있다.

전세계적으로 유지 투석환자의 수는 대략 200만명 정도로 추산하고 있으며 이러한 추세로 말기신부전 환자가 증가할 경우 2020년이면 유지 투석환자수가 300만명(?)에 도달할 것으로 예측하고 있다.

또한 투석치료가 현재 필요하지 않은 만성 신장병 환자 수는 훨씬 더 많아서 정확히 그 숫자를 추정하기는 어려우나 미국에서 조사된 3차 국가 건강 및 영양 평가 조사(Third National Health and Nutrition Evaluation Survey, NHANES III 1988 – 1994)에 의하면 20세 이상의 성인에서 대략 1,900만명이 만성 신장병을 가지고 있는 것으로 조사되었다.

만성 신장병 환자 전체는 만성 신장병 5기인 말기신부전증 보다 100배 정도 더 많고 발생율과 유병률은 최근 들어 더 빨리 증가하고 있다. 이러한 만성 신장병은 조기 발견하여 치료하면 말기신부전증으로 이행하는 것을 지연 내지는 예방할 수 있으나 만성 신장병의 특성상 발병 초기에는 자각 증상이 거의 없어 환자 자신이 병이 있다는 것을 인지하기가 어렵다는 문제점이 있다.

미국에서 시행된 전국적인 스크리닝 프로그램에서 나온 자료를 보면 환자들이 일차 진료의를 찾아갔는데도 불구하고 발견이 잘 안된 경우들이 많았다고 하며, 앞서 말한 대로 초기에 자각 증상이 거의 없어 환자들 자신도 질병에 대한 인식이 거의 없는 실정이다.

필자는 신장병 환자를 30여년 간 진료해 오면서 만성 신장병을 가진 환자분들에게 질병에 대한 교육 및 식이 요법에 대한 교육 필요하다는 것을 느낀바 있어 이 책을 출판하게 되었다.

아무쪼록 이 책자가 만성 신장병 환자들의 질병 관리 및 치료에 큰 도움이 되기를 기원한다.

미래아이엔지 신장병센터 원장
연세의대 내과 명예 교수
하 성 규

차 례

만성 신장병 이야기

환자와 보호자를 위한 만성 신장병 관리

01

신장(콩팥)은 어디에 있으며 만들어진 소변은 어떻게 배출이 되나요?

신장(콩팥)의 위치는 후복막(복강 뒤쪽 등의 중간 부위)에 위치하며 12번째 등뼈(흉추)에서 3번째 허리뼈(요추) 사이에 위치하고 있다(그림 1). 오른쪽 신장(콩팥)은 간으로 인해서 약간 아래쪽으로 밀려 있어서 왼쪽 신장보다 1.5 cm 정도 낮게 위치하고 있으며, 크기는 대략 길이가 11 – 12 cm, 폭이 5 – 6 cm, 두께가 2.5 – 3.0 cm 이고, 무게는 성인 남자의 경우 125 – 170 g,

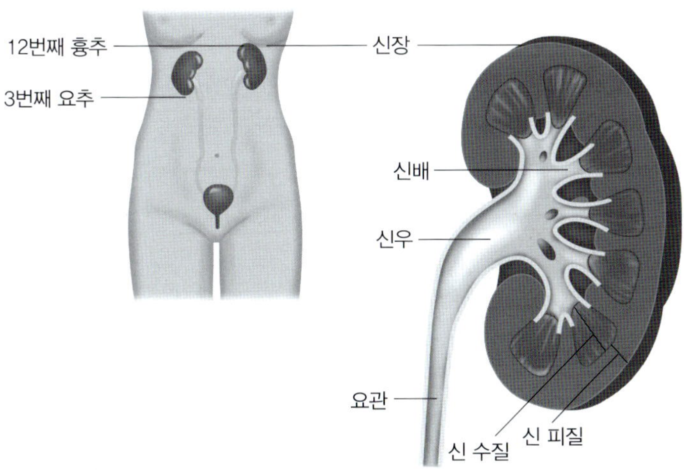

그림 1 ● 신장의 위치 및 단면도

여자의 경우 115 – 155 g 정도이다. 일반적으로 모양은 콩이나 팥 모양으로 생겨서 콩팥으로 부르며, 대략 자신의 주먹 크기라고 보면 된다. 신장을 절개하여 내부 구조를 보면 바깥의 피질부와 안쪽의 수질부가 있으며 소변이 만들어져서 모이는 신우는 3개의 주신배와 8 – 12개의 부신배로 갈라져 있다(그림 1). 신장의 기능적 단위인 네프론(신원)은 한 개의 신장에 대략 100만개 정도가 있으며, 각 네프론(신원)의 피가 걸러지는 부위인 사구체는 정상 사구체 여과율이 90 – 120 ml/min/1.73 m^2 이라고 가정하면 하루에 대략 130 – 180 L의 혈액을 걸러주고 있다. 심장에서 뿜어내는 혈액량(심 박출량)의 약 25%가 신장으로 가고, 하루에 걸러지는 혈액의 양은 엄청나게 많지만 이중에 99%는 신 세뇨관을 거치면서 재흡수되고 걸러지는 혈액의 대략 1%가 소변으로 배출되어 하루 소변량은 평균적으로 대략 1500 ml 정도

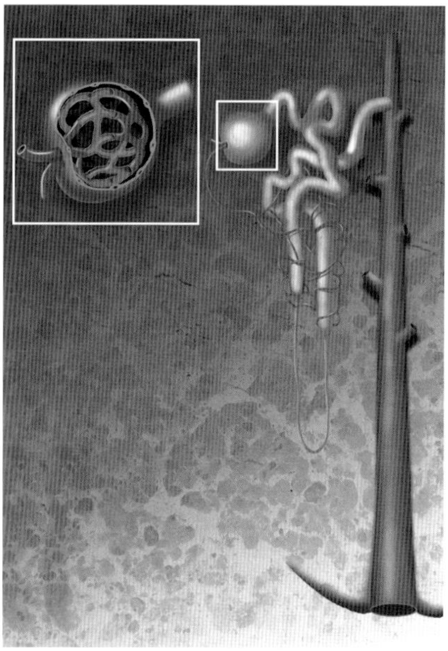

그림 2 ● 네프론의 구조

가 된다(정상 신장 기능을 가진 사람의 하루 소변량은 하루에 배설되어야 할 노폐물의 양과 수분 섭취량에 따라 변동이 있을 수 있다). 네프론은 사구체(모세혈관이 엉켜서 된 구조물로 피를 걸르는데 중요한 역할을 함)와 사구체낭, 이에 이어진 신세뇨관(근위세뇨관, 헨레씨 고리, 원위세뇨관, 집합관)으로 구성되어 있다(그림 2). 신장에서 만들어진 소변은 신배를 통해 신우에 모였다가 요관을 통해서 방광으로 모이고 어느 정도 방광에 소변이 차면(150 – 200 ml) 초기 충만 감각을 느낀다. 방광의 적절한 요 저장 용적은 성인에서 대략 400 – 500 ml 정도이고 이정도의 소변이 방광에 차면 강한 요의(소변을 배출하고 싶은 느낌)를 느껴 방광 괄약근이 열리고 방광의 수축이 일어나 요도를 통해 소변을 배출한다(소변이 배출되는 속도는 정상 성인의 경우 1 초에 대략 20 – 30 ml 정도가 배출된다).

02

우리 몸에서 신장이 하는 일에는 어떤 것들이 있나요?

신장의 기능 단위는 네프론(신원)이라고 하고 사구체와 보우만씨낭, 근위세뇨관, 헨레씨 고리, 원위세뇨관, 집합관으로 구성되어 있으며, 사구체(glomerulus)에서 여과된 여과액의 양과 조성은 세뇨관에서 재흡수와 분비의 과정을 거치면서 조절된다. 따라서 신장의 세뇨관은 신장의 중요한 기능인 수분대사, 산－염기 및 전해질 평형 등 인체의 내부 미세 환경(internal microenvironment)을 일정하게 유지하는데 중요한 역할을 한다. 정상 성인의 경우 하루에 사구체에서 걸러지는 체액의 양은 130－180리터(Liter) 정도이고, 세뇨관 각 부위의 재흡수와 분비를 통하여 여과된 체액의 1% 정도인 1－2리터(Liter) 정도가 소변으로 배설되며, 소변으로 배설되는 용질(노폐물)의 양은 인체의 필요에 따라 조절된다. 세뇨관의 각 부위, 즉 근위세뇨관, 헨레씨 고리(Henle's loop), 원위세뇨관 및 집합관에는 각각의 고유한 운반 기능이 있으며 이러한 기능은 주로 각 세뇨관에 따라 특이적으로 존재하는 물질운반체(transporter)와 통로(channel)들에 의하여 재흡수 및 분비의 기능이 수행되고 있다. 신장은 상기한 바와 같이 여러 가지 용질(노폐물) 배설작용과 체액의 조절기능을 담당하는 중요한 장기이기 때문에 수분과 여러 가지 용질(노폐물)을 배설함으로써 인체 내에 과도하게 축적된 수분과 용질(노폐물) 들을 제거하며 이렇게 하여서 여러 가지 용질(노폐물)들이 체내에 과도하게 축적되는 것을 막아준다. 또한 신장은 다양한 음식 섭취에도 불구하고 체액의 양과 조성을 일정하게 조절해 주는데, 이러한 정상적인 신장의 배설과 조절기능으로 인하여 우리몸 안에 여러 가지 용질(노폐물) 들과 수분이 일정하게 조절, 유지되며 신체의 각 조직과 세포들이 정상적인 기능을 수행할 수 있게 해준다. 신장이 우리 몸에서 수행하고 있는 중요한 기능들은 ① 대사산물 및 노폐물 제거, ② 체액 양과 체액의 삼투질 농도 조절, ③ 산－염기 및 전해질 대사 조절, ④ 혈압 조절 기능, ⑤ 호르몬의 생산과 대사 등이 있다.

대사산물 및 노폐물 제거

음식물과 체내에서 발생한 대사산물 특히 단백질의 대사산물로서 수용성인 것은 대부분 소변으로 배설된다. 대표적인 물질들로 요소, 요산, 크레아티닌, 유기산 등이 있나.

체액 양과 체액의 삼투질 농도 조절

체액의 삼투질 농도 조절은 신체 조직에서 세포 부피를 정상적으로 유지하는데 중요하며, 체액 양의 조절은 심장 및 순환계가 정상적인 기능을 하기 위해 중요하다.

산－염기 및 전해질 대사 조절

신장은 나트륨(Na^+), 칼륨(K^+), 클로라이드(Cl^-), 바이카보네이트(HCO_3^-), 수소(H^+), 마그네슘(Mg^{2+}), 칼슘(Ca^{2+}), 인(PO_4^{3-}) 등의 전해질 조절에 중요하게

관여하고 있으며, 체내 산–염기 및 전해질 균형을 위해서 세뇨관에서 산–염기 및 다양한 전해질의 재흡수와 분비를 적절히 조절하고 있고 체액을 중성 또는 약 알칼리성으로 유지한다.

혈압 조절 기능

레닌, 안지오텐신, 알도스테론 호르몬 분비를 통하여 우리 몸의 혈압 조절에 중요한 역할을 담당하고 있다.

호르몬의 생산과 대사

신장은 또한 중요한 내분비기관으로써 뼈의 건강에 중요한 활성 비타민 D인 칼시트리올(calcitriol)을 합성하고, 적혈구 형성 인자인 에리스로포이에틴(erythropoietin)을 생산하여 골수에서 적혈구를 만드는데 중요한 역할을 한다. 만성 신장병이 진행하는 경우 비타민 D의 부족으로 뼈의 건강이 나빠지며, 인 배설이 안 되면 이차성 부갑상선 기능 항진증이 발생하여 골절 위험이 증가하고, 인슐린 대사가 줄어들어 당분 대사에 영향을 미친다. 또한 신장에서 적혈구 형성 인자인 에리스로포이에틴(erythropoietin)의 생산이 줄어들어서 골수에서 적절하게 적혈구를 생산하지 못하여 빈혈을 초래하게 된다.

03

신장병에는 어떤 질환들이 있나요?

신장병의 종류는 상당히 다양한데 임상 의사 들은 흔히 환자들이 호소하는 증상 및 징후, 간단한 검사 소견을 가지고 증후군이라고 불리우는 진단을 하게 된다. 신장 질환은 대략 10개의 증후군으로 나누어 볼 수 있는데, 여기에는 급성 신부전증(급성신손상), 급성신장염(사구체신염), 만성신부전증(만성 신장병), 신증후군, 요로 감염, 요로 결석, 폐쇄성요로질환(신장 및 방광암, 전립선비대 및 암 포함), 신세뇨관 장애, 고혈압, 무증상성 요 이상(증상이 없는 단백뇨 및 혈뇨) 등이 있다. 이러한 다양한 신장병 중에 신장내과에서 주로 취급하는 신장병은 신장의 피를 걸러주는 부위인 사구체가 파괴되는 사구체 신질환, 급·만성 신부전증, 유전적인 요인으로 다발성의 낭종이 생기면서 콩팥 기능이 저하되는 다낭종신을 포함한 낭성 신질환, 신 실질성 혹은 신 혈관성 고혈압, 요로 감염, 전해질 및 산 염기 장애 등이 포함되어 있으나, 이 중에서 가장 경계해야 할 질환은 신장에서 피를 걸러내어 노폐물을 제거해 주는 사구체가 만성적으로 서서히 파괴되는 만성사구체신염이다. 최근에는 말기 신부전증으로 투석을 받는 환자들의 원인 신질환으로 당뇨병 및 고혈압으로 인해서 사구체가 손상을 받는 당뇨병성신증 및 고혈압성 신경화증이 폭발적으로 늘어나면서 만성 사구체신염에 의한 말기신부전증 보다 훨씬 많아져서 당뇨병 및 고혈압을 앓고 있는 환자들은 신장이 나빠지기 전에 잘 관리하여 말기신부전증으로 이행하지 않도록 해야 한다.

04

신장 질환의 주요 증상들에는 어떤 것들이 있나요?

신장 질환은 증상이 없이 검진을 통해서 우연히 발견되는 경우가 많지만, 주요 증상으로 부종, 단백뇨, 혈뇨, 배뇨통 및 빈뇨, 핍뇨증 및 무뇨증, 다뇨증 및 야뇨증, 고혈압, 신 선통 및 측복부 통증, 신 종괴, 요독증 등이 있다(표 1).

표 1 ● 신장 질환의 주요 증상들

1. 부종(edema)
2. 단백뇨(proteinuria)
3. 혈뇨(hematuria)
4. 배뇨통 및 빈뇨(dysuria and urinary frequency)
5. 핍뇨증 및 무뇨증(oliguria and anuria)
6. 다뇨증 및 야뇨증(polyuria and nocturia)
7. 고혈압(hypertension)
8. 신 선통 및 측복부 통증(renal colic and flank pain)
9. 신 종괴(renal mass)
10. 요독증(uremia)

부종(edema)

몸이 붓는 것은 수분이 과다하다는 것을 의미하는데, 인체에서는 염분섭취가 많을 때 수분이 뒤따라서 몸에 축적이 된다. 수분은 위에서 아래쪽으로 흐르는 성질이 있기 때문에 서서 있거나 앉아 있으면 오후에는 주로 다리가 붓고, 아침에 일어날 때에는 간질에 저류되어 있던 수분이 다리 쪽에서 얼굴로 퍼지기 때문에 주로 눈 주위가 붓게 된다. 부종은 신장 질환 이외에도 간경변증, 심장 질환, 갑상선 질환, 기아 상태에서도 발생할 수 있으며, 진통제, 부신피질 호르몬제(steroids), 칼슘통로 차단제 같은 고혈압 약을 사용할 때에도 유발될 수 있기 때문에 소금 섭취량과 부종을 유발할 수 있는 약물 복용 여부를 잘 알아보아야 한다. 그러나, 경미한 부종의 상당 부분은 가임여성에 있어서 특발성 부종(idiopathic edema)이라고 해서 특별한 이상 없이 발생하는 경우가 많이 있으며 이런 경우는 병적인 상태도 아니며 특별한 치료도 필요 없다.

단백뇨(proteinuria)

정상적인 사구체에서는 분자량이 20,000달톤 이하인 물질들이 주로 여과되고 분자량이 알부민(분자량 65,000달톤) 보다 큰 물질은 사구체 여과 장벽을 통과 할 수 없다. 정상적으로 24시간 요중 단백량은 150 mg을 넘지 않는 것이 보통이지만 요중 단백질 배설량이 지속적으로 높을 때는 신장 질환을 의미 한다. 정상적으로 소변에서 볼 수 있는 단백질은 주로 알부민, 글로부린, 요세관에서 분비된 단백질이 소변에서 검출되며 여과된 대부분의 단백질은 근위세뇨관에서 재흡수되고 대사가 일어나 소변으로 나오는 단백질량은 하루 150 mg을 넘지 않는다. 이따금 신장 질환이 없이도 과로하거나 발열이 있을 때, 울혈성 심부전, 탈수 상태, 심한 운동 후에 일과성 단백뇨가 보일 수 있으며, 기립성 단백뇨라고 하여 서서 활동하는 시간이 많은 사람에서는 일시적으로 단백뇨가 관찰될 수 있어 신장질환에 의한 단백뇨와 감별이 중요하다. 지속적으로 단백뇨가 보이는 경우는 대부분 사구체 신질환에 의한 경우가 많으나 때때로 신 세뇨관 이상이나 작은 분자량을 가진 단백질이 과다 유출되어 나타날 수도 있다. 일반적으로 신 세뇨관 이상에 의한 단백뇨는 하루에 2,000 mg을 넘지 않고, 사구체 신 질환에 의한 단백뇨는 하루에 2,000 mg이 넘는 것이 보통이다. 특히, 하루에 3.5 g 이상 요단백이 나오는 경우를 신 증후역 단백뇨(nephrotic range proteinuria)라고 하며 이 경우 소변에 거품이 많이 일고 전신 부종이 동반될 수 있다. 과다유출성 단백뇨는 다발성골수종에 의한 단클론면역글로부린 경쇄가 소변으로 빠져나오는 경우에 볼 수 있는데 이 경우 단백뇨 때문에 신장 내과에 내원하였다가 혈액암의 일종인 다발성 골수종을 진단하는 경우가 가끔 있다.

혈뇨(hematuria)

혈뇨에는 눈으로 직접 확인이 가능한 육안적 혈뇨(gross hematuria)와 현미경으로 검경해야 확인이 가능한 현미경적 혈뇨(microscopic hematuria)로 나누고 있다. 육안적 혈뇨인 경우는 환자가 직접 눈으로 확인이 되기 때문에 대부분의 환자들이 바로 병원을 찾는 경우가 많고, 일반적으로 50대 이후에 통증이 없이 육안적 혈뇨가 나오는 경우는 신장 및 요로 계통의 악성 질환에 의한 경우가 많아서 비뇨기과적 검사를 통하여 이들 질환의 유무를 꼭 확인하여야 한다. 육안적 혈뇨중 갈색 혹은 콜라색의 소변이 보이고 현미경 검사에서 찌그러진 적혈구가 많이 보이고 단백뇨가 동반되어 있다면 사구체 신염에 의한 출혈일 가능성이 높다.

현미경적 혈뇨의 경우는 미국비뇨기과학회 기준에 의하면 고배율 시야에서 3개 이상의 적혈구가 세번 검사 중 2번 이상 관찰된 경우 현미경적 혈뇨가 있는 것으로 본다. 현미경적 혈뇨는 사구체성 혈뇨와 비사구체성 혈뇨로 구분 하는데 사구체성 혈뇨는 찌그러진 적혈구가 많이 보이고 사구체 신질환에서 주로 보는 혈뇨이다. 이 경우 단백뇨가 동반되어 있으면 사구체 신질환을 의심할 수 있다. 비사구체성 혈뇨는 적혈구 모양이 정상으로 보이며, 단백뇨가 동반 되는 경우는 거의 없다. 혈뇨의 원인 질환은 방광 및 요로의 염증, 결석, 외상, 종양에 의한 경우와, 사구체신염에 의한 경우, 전신적인 출혈성 소인이 있는 경우에 나타날 수가 있어 이들의 감별 진단이 매우 중요하며, 여성의 경우에는 항상 소변 검사 당시 월경이 있었는지 여부를 확인하는 것이 중요하다.

배뇨통 및 빈뇨(dysuria and urinary frequency)

배뇨 도중 또는 그 전후에 치골 상부나 요도 부위에 동통을 느끼는 것을 배뇨통(dysuria)이라고 하는데 아랫배가 뻐근한 증상부터 요도 안쪽이 화끈거리는 증상까지 그 정도가 다양하게 나타난다. 이 증상은 대부분이 방광 및 요도의 염증에 기인하는 경우가 많지만, 그 외에도 남자의 경우 전립선염과 전립선비대증, 방광기능 이상, 종양 등에 의해서도 나타날 수 있고, 요관하부, 방광, 전립선, 요도에 있는 결석들도 배뇨통을 유발할 수 있다. 배뇨통이 생기는 이유는 방광이 염증 때문에 수의적으로 수축되거나 또는 불수의적으로 경련이 일어나고, 염증이 있는 요도로 소변이 통과하면서 동통을 느끼게 된다. 남자의 후부요도염이나 여자의 요도 게실에 의한 배뇨통은 배뇨 도중이나 배뇨가 끝날 즈음에 동통을 느낀다.

빈뇨는 아주 흔히 보는 소견으로 소변보는 횟수가 잦은 것을 말하는데 정상 성인은 보통 깨어 있을 때 4 – 6회, 수면중에 0 – 1회 배뇨하는 것을 정상으로 본다. 그러나 정상 배뇨 횟수는 사람에 따라 다를 수 있으며 정상 범위 보다 자주 배뇨하는 것을 빈뇨라 부르고, 야간에 배뇨 횟수가 늘어나는 것을 야뇨(nocturia)라 부른다. 빈뇨는 배뇨통과 동반하여 같이 나타나는 경우가 많고 흔히 보는 원인 질환은 방광이나 요도의 염증에 의한 방광 자극이 가장 많다. 그 외의 원인 질환으로는 전립선비대증이나, 요도협착, 방광 용적의 감소, 요량의 증가(수분 섭취를 많이 하거나 요붕증, 당뇨 등), 신경성 등 다양하다.

핍뇨증과 무뇨증(oligouria and anuria)

핍뇨란 하루 소변량이 500 mL 미만인 경우를 말하며, 무뇨증(하루 소변량이 100 mL 미만)은 소변이 전혀 나오지 않는 상태를 말한다. 이러한 증상들은 급성 및 만성 신부전증, 요로계 폐쇄 등이 원인 질환인 경우가 많으며, 신속한 감별진단 및 치료가 이루어져야 신장의 치명적인 손상을 막을 수 있기 때문에 원인 질환이 무었인지를 확인하는 것은 매우 중요하다.

다뇨증 및 야뇨증(polyuria and nocturia)

다뇨증이란 하루 소변량이 3,000 mL 이상인 경우(다량의 수분을 섭취한 정상인에서도 다뇨증이 있을 수 있음)를 말하고 소변 농축 기전의 장애로 발생할 수 있는데, 소변의 농축 기전 장애를 일으킨 원인 질환들을 찾아보아야 한다. 다뇨증을 유발하는 병중에 요붕증이라는 질병이 있는데 이것은 항이뇨호르몬이 분비 장애가 있거나(중심성 요붕증), 항이뇨 호르몬이 작용하는 신장의 집합관 부위에 이상이 생겨서 소변 양이 많이 나오는 경우(신성 요붕증)가 있다. 이외에 당뇨병, 고칼슘혈증, 저칼륨혈증 등에서 다뇨증이 있을 수 있고, 대부분의 만성 신장병에서 소변 농축 기능이 저하되면 야뇨증이 발생하는데 야뇨증은 다뇨증과 동반될 수도 있고 독립적으로 나타날 수도 있다.

고혈압(hypertension)

고혈압은 실제 임상에서 가장 흔히 보는 질환이며 혈압을 측정하여서 지속적으로 혈압이 140/90 mmHg 이상이면 진단할 수 있다. 고혈압은 잘 조절하지 않을 경우 그 자체가 신장 질환을 유발할 수도 있고 급.만성 신부전 혹은 급 · 만성 사구체신염 등의 신장질환에 의해 이차적으로 유발되기도 한다. 따라서 고혈압으로 진단된 환자에서는 본태성 고혈압인지, 아니면 다른 질환(신장질환, 내분비질환)에 이차적으로 발생한 고혈압 인지를 반드시 규명해야 한다. 고혈압 환자의 평가를 위해서는 표적 장기의 손상, 동반 질환 유무, 위험 인자 등을 평가하고 교정 하는 것이 중요하며 적절한 고혈압 치료는 합병증의 발생 위험을 감소시킨다.

신 선통 및 측복부 통증(renal colic and flank pain)

신장의 실질에는 지각 신경이 없고, 신우, 요관, 신장을 싸고 있는 피막이나 주위 조직에는 지각 신경이 있어 통증을 느낄 수 있다. 신장의 실질에만 국한된 병변은 통증이 없으나 신우나 신 피막으로 파급될 때 통증을 느낄 수 있다. 신장에서 유래하는 통증은 신 피막이 자극을 받을 때 발생할 수 있는데 주로 측복부 및 회음부 쪽에 통증을 느낀다. 신장의 종양이나 수신증에서 처럼 신 피막이 땡겨지게 되면 통증을 느낄 수 있고, 요로 결석의 경우 신우나 신배 벽에 직접 자극을 주어 통증을 느낄 수도 있다. 신 선통은 요로계 폐쇄로 인해 갑자기 요로계가 확장될 때 유발되며 요관 결석, 혈전 등에 의해 유발될 수 있고, 측복부 통증은 신 부종으로 신장을 둘러싸고 있는 피막이 땡겨지거나, 막에 염증이 침범할 때 유발되며 급성신우신염, 신증후군,

신경색 등에서 나타날 수 있다. 일반인들이 측복부 통증 또는 불쾌감이 있을 때 신장에 이상이 있지 않나 해서 신장 내과에 내원하는 경우를 많이 보는데 이러한 증상이 신장이나 요관에 발생한 이상 증상 일수도 있지만 많은 경우 신경, 근육 계통, 소화기 계통의 병으로 생긴 것인지 감별해야 한다.

신종괴(renal mass)

신종괴는 주로 소년기와 40세 이후에 잘 발생하며 신수종(hydronephrosis), 유전이 되는 상염색체 우성 다낭종 신, 신정맥 혈전증, 신장암, 염증 등의 원인에 의해서 발생한다. 다낭종신의 경우는 낭종이 다발성으로 많이 커지면 배를 만질 때 덩어리가 잡히며 점점 배가 불러지고 장을 눌러서 식사를 많이 하면 배가 금방 불러오는 증상이 있을 수 있다. 전형적인 신장암의 경우 혈뇨, 측복부 동통, 신 종괴가 만져지는 것이 3대 증상으로 알려져 있다.

요독증(uremia)

요독증은 콩팥 사구체의 여과기능 저하와 이에 수반되는 세뇨관 장애로 인해서 콩팥 배설기능이 저하되어 우리 몸에 노폐물이 축적되고, 콩팥의 내분비 및 대사기능의 장애에 의해서 나타나는 일종의 중독성 증후군으로 여러 가지 증상들이 나타날 수 있는데 이것을 일반적으로 요독증이라고 부른다. 표 2에서 보는 바와 같이 매우 다양한 증상들이 나타나며 결국 종말에 가서는 신장 이식이나 신대체 요법(혈액투석, 복막투석)을 하지 않으면 생존할 수가 없는 심각한 질환이다.

표 2 ● 요독증의 주요 임상 증상

수분 및 전해질 이상

- 체액량 증가 또는 감소
- 고나트륨혈증 또는 저나트륨혈증
- 고칼륨혈증 또는 저칼륨혈증
- 대사성 산증
- 고인산혈증 또는 저인산혈증
- 저칼슘혈증

내분비-대사 이상

- 이차성 부갑상선기능항진증
- 인슐린저항성, 내당능장애
- 고요산혈증
- 지질대사이상
- 성장장애
- 갑상선기능이상
- 단백-칼로리 영양결핍증
- 고환, 난소기능 저하(불임, 무월경, 성기능장애)

신경-근육 이상

- 피로감
- 수면장애
- 두통, 기면, 혼수
- 간질성 발작
- 말초신경병증
- 근육경련, 근위축
- 하지불안증후군

심혈관계 이상

- 고혈압
- 울혈성 심부전
- 심내막염
- 심근병증
- 요독성 폐
- 동맥경화증

호흡기계 이상

- 폐부종
- 폐렴
- 섬유소성늑막염

피부 이상

- 창백
- 과색소 침착
- 소양증
- 반상출혈
- 요독성 서리

소화기계 이상

- 식욕부진,오심,구토
- 요독성 악취
- 위염, 십이지장염
- 소화성 궤양
- 위장관 출혈
- 대장염, 췌장염

혈액 및 면역학적 이상

- 빈혈
- 임파구 감소증
- 출혈소인
- 감염감수성의 증가
- 혈소판 기능이상

05

만성 신장병이란 어떤 질환인가요?

만성 신장병은 신장 기능이 조금 떨어져 있지만 환자가 느끼는 증상이 거의 없는 초기 상태부터 투석이나 이식 치료를 받아야만 하는 말기신부전증까지 다양한 형태의 증상을 나타내는 질환군 이다. 다양한 신장병들이 만성 신장병으로 이행할 수가 있는데, 정상적인 신장은 우리 몸에서 노폐물과 수분을 제거하고, 체내에 들어온 약물과 독소를 제거하며, 수분 및 여러 가지 전해질 예를 들면 나트륨, 칼륨, 칼슘, 인 등과 같은 물질의 혈중 농도를 일정하게 유지시키고, 레닌 분비를 통하여 혈압조절에 관여하며, 적혈구형성인자를 분비하여 골수에서 적혈구를 생산하고, 비타민 D를 활성화 하여 뼈를 튼튼하게 한다. 만성 신장병은 정상적인 신장이 수행하는 여러 가지 기능에 이상이 생겨서 다양한 증상 및 징후들이 나타나게 되는데, 만성 신장병의 정의는 신장의 배설기능(사구체여과율)의 감소와 상관없이 신장의 구조적 혹은 기능적 이상으로 나타나는 신장 손상(신장의 병리학적 이상 혹은 혈액, 소변, 방사선학적 검사 등에 의한 신장 손상의 증거)이 3개월 이상 지속되는 경우와, 신장 손상과 상관 없이 3개월 이상 사구체여과율이 60 ml/min/1.73 m^2 미만인 경우로 정의하고 있다.

06

만성 신장병의 진행 단계는 어떠한가요?

만성 신장병의 진행 단계를 결정하는 것은 이 병의 진단 및 치료에 중요하며 신장의 배설 기능(사구체여과율), 신장 손상의 유무로 결정한다. 표 3에서 보시다시피 신장 손상의 증거(단백뇨, 혈뇨, 신장의 조직학적 변화)가 3개월 이상 지속될 경우에는 사구체여과율이 정상 또는 증가되어 있는 경우에도 만성 신장병 1단계로 본다. 신장손상의 증거와 함께 사구체여과율의 감소 정도에 따라 5단계까지 진행 단계를 나누며, 신장 손상의 증거가 없는 경우에는 사구체여과율이 60 mL/min/1.73 m^2 미만인 상태로 3개월 이상 지속될 경우 만성 신장병 3단계로 보고 있다.

표 3 ● 만성 신장병의 진행 단계(병기)

단계	설명	신장의 배설기능(사구체여과율), mL/min/1.73 m^2
1	단백뇨, 혈뇨	> 90
2	경도의 사구체여과율 감소	60 - 89
3	중등도의 사구체여과율 감소	30 - 59
4	고도의 사구체여과율 감소	15 - 29
5	말기 신부전	< 15 혹은 투석

07

만성 신장병의 원인 질환에는 어떤 것들이 있나요?

2014년도 대한신장학회 등록위원회의 조사 자료에 의하면 우리나라 말기신부전 환자들의 발병 원인으로 당뇨병 합병증에 의한 신부전증이 전체 말기 신부전 환자의 48.0%, 고혈압 합병증에 의한 것이 21.2%, 여러 가지 사구체 신 질환에 의한 만성사구체신염이 8.2%를 차지하여 최근에 당뇨병에 의한 합병증으로 말기신부전증이 발생하는 경우가 가장 많은 것으로 되어 있다. 신장이 손상을 받아서 기능이 90% 이상 상실하게 되면 신장이 하는 일은 대신해 주는 치료가 필요한데 우리나라의 통계를 보면 이런 치료를 받아야 하는 환자의 수가 1986년 2,534명에서 2014년 80,674명으로 지난 28년 사이에 32배나 급증하였다.

08

만성 신장병은 전 세계적으로 얼마나 많은가요?

전 세계적으로 약 5억 명 이상의 사람들(성인 인구의 약 10%)이 어떤 형태로든 신장의 손상을 가지고 있으며, 매년 수백만 명의 사람들이 만성 신장병과 관련 된 심혈관계 질환으로 인해 수명을 다 누리지 못하고 사망하고 있다. 미국의 자료에 따르면 미국 성인 아홉 명 중 1명 꼴 인 2,000만 명이 만성 신장병을 가지고 있으며 이는 만성 신장병이 일반인이 생각하는 것 보다 훨씬 많다는 것을 입증하는 자료이고 우리나라도 예외는 아니라고 생각 한다. 미국에서 조사된 국민건강영양조사 자료에 의하면 1999년에서 2004년 사이에 만성 신장병의 유병율은 13.1%로 그전에 조사된 1994년에서 1998년 사이의 유병율 10.0% 보다 약 3% 정도 증가된 것으로 조사되었다. 호주에서 조사된 만성 신장병 유병율은 약 16% 였고, 일본에서 조사된 만성 신장병의 유병율은 19.1%, 중국 북경시 거주 성인에서 조사된 유병율은 13.0% 였다. 우리나라에서는 초기 만성 신장병에 대한 자료는 전수 조사를 시행한 적은 없으나 서울을 포함한 7개 도시에서 35세 이상 2,356명의 성인을 대상으로 한 연구가 2009년에 발표 되었는데 유병율은 중국과 비슷한 13.7%를 보이고 있다. 우리나라 뿐 아니라 선진국에서도 말기신부전증으로 인한 의료 비용은 계속해서 증가하고 있는 추세이며, 전 세계적으로 150만명이 넘는 환자들이 현재 혈액 및 복막 투석 또는 이식을 통해서 삶을 유지하고 있다. 이러한 숫자는 향후 10년 동안 두 배 이상으로 증가할 것으로 예상되고 있어 말기신부전증 환자 치료에 들어가는 의료비용이 폭발적으로 늘어날 것으로 예측이 되고 있으며, 향후 약 10년 동안 투석치료 및 신장 이식으로 인한 전 세계의 누적 치료비용은 1조 달러를 넘어설 것으로 예상된다. 선진국들에서도 이러한 경제적 부담은 국가의 보건 의료 예산에 엄청난 무리를 줄 수 있고, 보다 낮은 소득 수준을 보이는 국가들에서는 이러한 비용을 부담하는 것 자체가 불가능할 것으로 보고 있다. 현재 전 세계적으로 투석이나 이식과 같은 신대체요법을 받고 있는 환자들의 약 80%는 선진국에 살고 있는 것으로 파악되고 있는데, 이것은 개발도상 국가들의 경우 이 비용을 부담하기에는 의료 예산이 턱없이 부족하기 때문이다. 인도나 파키스탄 같은 나라들에서는 신대체요법이 필요한 환자들 중에서 10% 미만의 환자들 만이 치료 혜택을 받고 있고, 아프리카의 많은 나라에서는 신대체요법을 받을 기회가 거의 없기 때문에, 많은 환자들이 어쩔 수 없이 죽어가고 있는 형편이다. 특히 개발도상 국가들에서는 두식 치료 및 신장 이식에 들어가는 의료비용의 부담이 심각한 상황인데, 만성 신장병의 상당수가 젊은 층에서 많이 발생하기 때문이다. 예를 들어, 과테말라에서는 신대체요법을 받는 환자의 40%가 40세 미만이며, 중국에서는 만성 심혈관계 질환 및 신장병과 관련된 사망 또는 장애 발생으로 인해 향후 10년 동안 5,580억 달러의 의료비용이 소모될 것이라고 예상하고 있다. 만성 신장병의 조기 발견과 예방을 촉진하기 위한 노력은 세계보건기구(WHO)에서 권장하고 있는 목표인 '향후 10년 간 만성 질환으로 인한 사망률을 전 세계적으로 1년에 2%씩 감소시킨다'를 달성하는데 있으며 이러한 목표는 각 나라의 중요한

보건 정책으로 떠오르고 있다. 우리나라의 경우 대한신장학회의 조사 자료를 보면 1986년에서 2014년 사이에 의료기관에서 혈액투석, 복막투석, 신장이식 등을 받은 환자의 수가 1986년 2,534명이었지만 2005년 12월 말 80,674명으로 32배나 증가하였고, 2014년에 발생한 신환 환자 수만 해도 13,141명에 이르렀다. 2014년 환자를 대상으로 조사한 말기 신부전 환자의 발병 원인은 '당뇨병 합병증'(48.0%), '고혈압 합병증'(21.2%), '만성 사구체 신염'(8.2%)의 순으로 예전에 비해 당뇨병에 의한 말기 신부전 환자 폭증하였고 특히 당뇨병을 앓고 있는 말기신부전 환자의 5년 생존율(2001 – 2005년)은 39.9%로 비당뇨 환자의 5년 생존율 65.1% 보다 크게 낮았을 뿐 아니라 암 환자의 5년 생존율 49.5% 보다도 낮았다. 우리나라의 당뇨병으로 인한 말기신부전 환자 발생 비율은 멕시코, 말레이시아, 미국에 이어 한국이 세계 4위를 보이고 있어 심각한 사회 문제로 대두되고 있다.

09

만성 신장병의 일반적인 증상은 어떤 것들이 있나요?

신기능이 악화되어 노폐물이 몸에 쌓이게 되면 여러 가지 증상이 나타나게 되는데 만성 신장병의 증상은 거의 증상이 없는 초기 단계부터 심한 요독 증상이 나타나는 말기까지 다양하다. 만성 신장병의 초기에는 소변에 단백뇨나 혈뇨가 보이면서 혈압이 서서히 올라가고, 밤에 자다가 소변 때문에 자주 깨는 야뇨 현상이 나타날 수 있다. 병이 진행하면서 수면 장애, 집중력 감소, 피로감을 잘 느끼고, 기운이 없으며, 아침에는 눈 주위가 푸석 푸석하고, 발과 발목에 부종이 생길 수 있다. 빈혈이 진행되면서 피부가 창백해 보이고 쉬 피로감을 느끼며, 피부가 건조해지며 가려움증이 유발될 수 있고, 입맛이 떨어지면서 오심, 구토가 발생하고 영양 장애가 심해질 수 있다. 이러한 증상들은 서서히 진행하기 때문에 이상 증상에 관심을 갖지 않으면 초기에 병을 발견하기가 어렵고, 따라서 적절한 조치를 받기가 어렵습니다.

만성 신장병을 초기에 발견하기 위해서는 신장 질환의 증상을 잘 관찰하여야 하는데 특히 다음과 같은 증상들이 있으면 신장 전문의에게 의논해

보아야 한다(표 4).

표 4 ● 주의를 기울여야 할 신장 질환의 증상

1. 눈, 손목, 발목 주위의 부종
2. 신장이 위치해 있는 하부 요배부 및 측복부 통증
3. 배뇨 시 뻐근한 통증
4. 혈뇨나 커피 색깔의 소변 혹은 거품이 많은 소변
5. 혈압이 높은 경우
6. 소변보는 횟수의 변화 혹은 야뇨증

그러나 만성 신장병은 환자가 본인이 가지고 있는 증상에 무심하면 조기 발견하기가 어려워서 '침묵의 암살자'라는 별명을 가질 정도로 초기 증상이 경미하기 때문에 만성 신장병을 조기에 발견하기 위해서는 위험 요소를 가지고 있는 환자들의 경우 예를 들면 당뇨병, 고혈압, 만성 신장병의 가족력, 고령 등이 있을 경우 만성 신장병을 진단하기 위한 선별 검사가 필요 하다.

10

만성 신장병을 조기 진단하기 위한 선별 검사에는 어떤 것들이 있나요?

신장 기능에 이상이 생기는 것은 초기에는 증상이 거의 없기 때문에 검사를 하지 않으면 알기가 어렵다. 아주 간단한 검사로 만성 신장병을 진단할 수 있는데 먼저 환자의 혈압이 어떤지 측정이 필요하며, 간단한 소변 검사에서 지속적인 단백뇨 및 혈뇨가 있는지를 확인해야 한다. 신장 기능의 이상은 신장 기능을 나타내는 피검사(혈중요소질소, 혈청크레아티닌)를 하거나 사구체여과율을 나타내는 크레아티닌 청소율을 측정하여 확인할 수 있다. 요즘에는 의료 보험에 가입이 돼 있는 환자들의 경우 국민건강보험공단에서 2년에 한번 씩 신장 기능을 보는 피검사와 소변 검사를 시행하기 때문에 만성 신장병의 조기 발견에 큰 공헌을 하고 있다(혈청 크레아티닌 검사 수치로 사구체여과율을 계산하여 신장의 배설 기능을 표시해줌). 이러한 검사들은 일시적인 신장의 기능 장애를 일으키는 여러 가지 상황에서도 이상을 보일 수 있으므로 만성적으로 기능이 저하되어 있다는 것을 확인하기 위해서는 정기적인 검진을 통해서 확인할 수 있으며, 만성적으로 기능이 저하되어 있다는 것은 보통 3개월 이상 신장의 구조적 이상에 의한 단백뇨 및 혈뇨가 보이거나 신장의 기능 이상이 회복되지 않는 것을 말한다. 일단 만성 신장병으로 확인

되면 평가의 목표는 만성 신장병 병기의 결정, 원인 질환의 확인, 동반 질환의 평가 등이 필요하다. 모든 만성 신장병 환자들은 진단 평가의 한 부분으로 소변 검사와 신장의 영상 진단을 시행하여야 한다. 환자가 오래된 당뇨나 고혈압이 있고 임상적인 병의 진행이 상기 질환에 이차적으로 발생한 만성 신장병일 경우에는 추가적인 평가는 필요하지 않다. 모든 환자들의 평가는 증상들(예를 들면, 피부 반점, 관절염, 소변에 관계된 증상들); 신장질환의 가족력(예를 들면, 상염색체우성다낭종신을 포함한 낭성 신질환); 알려진 내과적 문제들 등에 의해서 어떤 검사를 추가로 시행할 것인가를 결정한다. 잠재되어 있는 질환들은 진찰 특히 피부, 관절, 심혈관계에 대한 특별한 관심을 통해서 확인될 수 있으며, 이러한 만성 신장병은 초기에 발견하여 신기능 저하가 심하지 않을 때 신장 전문의에게 보내는 것이 매우 중요하다.

만성 신장병을 유발하는 흔한 질환들을 진단하는데 필요한 혈청학적인 검사들은 만성 신장병의 잠재적인 원인 질환을 결정하는데 도움을 줄 수 있는데, 보체 3와 4 검사는 콜라겐 혈관질환, C형 간염과 관련된 질환, 감염과 관련된 면역복합체 질환을 선별 검사하는데 사용될 수 있으며, ANCA 검사는 혈관염의 진단에, 혈청 및 소변 단백 전기영동검사는 다발성골수종 진단에 도움이 된다. 신장 초음파 검사는 신장의 크기를 확인하여서 만성 신장병의 진단과 예후를 결정하는데 도움이 되는데, 크기가 정상인 경우 내과적인 치료에 반응하는 신장 질환임을 암시하며, 신장의 크기가 작은 경우 비가역적인 질환임을, 신장의 크기가 비대칭적으로 차이가 날 때에는 신 혈관 질환을 암시한다. 신장초음파 검사가 선별 검사로 필요한 경우는 요로폐쇄가 의심되는 경우, 반복되는 요로감염이 있는 경우, 방광-요관 역류가 있는 경우, 상염색체우성 다낭종신의 가족력이 있는 경우 등이다. 신장 조직검사는 원인 질환이 병력이나 검사실 검사에서 확인되지 않거나, 환자의 증상 및 징후가 신 실질성 질환을 의심하는 경우, 조직 검사에 의한 병의 감별 진단이 치료 및 예후에 매우 중요한 경우 등에서 시행할 수 있다. 신 생검은 당뇨병과 관계되지 않은 만성 신장병에서 더 흔히 필요하며 주로 신 증후군이나 사구체 신 질환의 감별 진단에 필요하다.

미국 국립신장재단의 K–DOQI 가이드라인에서는 신장 질환의 위험인자들을 가지고 있는 모든 환자들을 선별검사 하도록 추천하고 있는데 위험인자가 확인된 환자에서 시행한다. 비록 선별검사 하는 방법이 무작위 조절 임상시험에서 평가된 것은 아니지만 위험인자를 가진 환자 군에서 질병의 유병율이 높고, 선별검사가 쉬우며, 질병의 초기 무증상 시기에 효과적인 치료 방법들이 있으므로 선별검사를 시행하는 것은 충분한 이론적인 근거를 가지고 있다. 그러나 만성 신장병에 대한 알려진 위험인자를 가진 환자들에서 선별검사를 시행하는 비율이 매우 낮아서 약 20% 정도 밖에 되지 않는다. 만성 신장병에 대한 선별검사를 시행하여야 하는 고위험군은 만성 신장병의 가족력이 있는 환자, 당뇨병이 있는 환자, 고혈압이 있는 환자, 반복되는 요로감염이 있는 환자, 요로 폐쇄가 있는 환자, 신장을 침범하는 전신 질환이 있는 환자 들이 해당된다. 또한 최근의 분석에서 만성 신장병의 다른 위험인자가 없는 60세 이상의 모든 환자를 선별검사 하는 것은 비용–효과 면에서 효과가 있는 것으로 밝혀져 있으며, 위험 요소가 낮은 60세 미만의 젊은 환자를 선별검사 하는 것은 비용–효과 면에서 효율이 낮은 것으로 알려져 있다. 당뇨병은 만성 신장병의 가장 흔한 원인 질환이며, 말기신부전증으로 진행하는 질환의 40–50%를 차지하고 있으며, 이외에 말기신부전증으로 이행하는 다른 원인 질환으로는 고혈압(15–30%), 만성사구체신염(10% 미만), 낭성 신질환(2–3%) 등이 있다.

11

만성 신장병에서 사구체여과율이란 무엇이며, 신기능을 측정하는 방법에는 어떤 검사들이 있나요?

사구체여과율이란 신장의 배설 기능을 나타내는 지표로 신장에서 전부 여과되고 세뇨관에서 분비 및 재흡수가 되지 않는 물질의 청소율로 측정할 수 있다. 이러한 특성을 지닌 물질로 이눌린이 있는데 따라서 사구체 여과율을 정확하게 측정하는 검사 방법은 이눌린 청소율을 측정하는 것이다. 그러나 이 검사는 비용이 많이 들고 검사를 시행하는 것이 번잡하기 때문에 연구 목적으로 사구체여과율을 잴 때 주로 사용하며 일반 외래에서는 사용하지 않는다. 우리가 흔히 외래에서 24시간 소변을 모아서 측정하는 크레아티닌 청소율은 근육량에 따른 혈청 치의 다양성과 신 세뇨관에서 분비되는 것 때문에 보통 사구체여과율을 과다하게 평가하게 되는 단점이 있으나, 값이 싸고 쉽게 측정이 가능하므로 신장내과 외래에서 많이 이용하고 있으나 소변을 하루 종일 모아서 가져와야 하는 단점이 있다. 일반적으로 많이 이용하는 신기능 지표로는 혈청 크레아티닌을 많이 이용하고 있는데 혈청 크레아티닌 측정치가 정상 수치를 보이는 경우에도 심각한 신기능 장애가 동반되어 있을 수 있기 때문에 검사 수치 해석에 주의를 요한다(특히 체격이 작은 고령의 여자 환자들의 경우). 실제로 혈청 크레아티닌치 하나로 사구체여과율을 평가하는 것 보다는 혈청 크레아티닌치로 계산된 사구체여과율을 이용하는 것이 직접 측정한 사구체여과율을 더 잘 반영하며 더 많은 만성 신장병 환자를 발견할 수 있다. 같은 혈청 크레아티닌 치를 가지고 있다 하더라도 환자의 종족, 성별, 근육량 등에 따라 사구체여과율은 많은 차이를 보일 수 있다. 미국의 NHANES III 자료 분석에 의하면 당뇨 환자의 20%, 당뇨를 가지고 있지 않은 고혈압 환자의 14.2%에서 사구체여과율이 60 ml/min/1.73 m^2이었다고 한다. 사구체여과율이 60 ml/min/1.73 m^2 미만인 환자의 유병율은 나이가 증가함에 따라서 꾸준히 증가하며, 80대의 비당뇨, 비고혈압 환자들에서는 22.5%에 이르고 있다. 임상적으로 유용한 사구체여과율의 평가 방법으로는 혈청 크레아티닌을 측정하고, 나이, 성별, 체중을 감안하여 계산하는 방법이 널리 이용되고 있는데 사구체여과율은 여자의 경우 100 ml/min/1.73 m^2, 남자의 경우 120 ml/min/1.73 m^2을 정상으로 보고 있다. 가장 흔히 사용되고 있는 사구체여과율 계산 공식으로는 간편화된 MDRD 공식(미국인을 대상으로 만든 공식)과 Cockcroft-Gault 공식(미국인을 대상으로 만든 공식)이 있는데 사구체 여과율을 계산하는 데는 MDRD 공식이 조금 더 정확하다(표 5). 최근의 연구에서 MDRD 공식은 만성 신장병이 없는 환자에서는 실제 사구체여과율을 저평가하는 것으로 알려져 있다. 대부분의 경우 신장 기능이 안정되어 있는 환자에서는 혈청 크레아티닌 치로 계산된 사구체여과율이 24시간 소변을 모아서 검사하는 크레아티닌 청소율을 대치할 수 있다. 그러나 임산부, 나이 및 체중이 극단적으로 많거나 적은 경우, 영양장애가 있는 경우, 근육질환이 있는 경우, 사지 마비가 있는 경우, 채식주의자 및 급격한 신기능의 변화가 있는 경우 등에서는 24시간 소변을 모아서 크레아티닌 청소율을 구하는 것이 좋다(표 6).

표 5 ● 사구체여과율 계산 공식

Cockcroft-Gault 공식

$$크레아티닌\ 청소율(ml/분) = \frac{(140 - 나이) \times 체중(Kg)}{72 \times 혈청\ 크레아티닌\ 농도(mg/dL)}$$

여자의 경우 계산된 결과에 0.85를 곱한 값

MDRD 공식

사구체여과율(ml/분/1.73 m²)

$$= 186 \times (혈청크레아티닌\ 농도)^{-1.154} \times (나이)^{-0.203}$$

흑인은 계산된 값에 1.212, 여자는 0.742를 곱한 값을 취함.

표 6 ● 상황에 따라 우선적으로 사용되는 신기능 평가 방법들

MDRD 공식에 의한 사구체 여과율 평가를 권장하는 경우

- 당뇨병성신증에 의한 만성 신장병 환자
- 중년의 만성 신장병 환자(평균 연령 50세 전후)
- 고혈압에 의한 흑인 만성 신장병 환자
- 신 이식을 받은 환자

Cockcroft-Gault 공식에 의한 사구체 여과율 평가를 권장하는 경우

- 고령의 만성 신장병 환자

24시간 소변을 모아서 크레아티닌 청소율을 권장하는 경우

- 임산부
- 연령과 체중이 극단적으로 많거나 적은 경우
- 영양장애가 있는 환자
- 근육병이 있는 환자
- 사지 마비가 있는 환자
- 채식주의자 나 신기능이 급격히 변화하는 환자

12

만성 신장병에서 단백뇨가 가지고 있는 의미는 무엇이며, 어떻게 평가하나요?

단백뇨는 만성 신장병의 더 빠른 진행과 연관되어 있고, 단백뇨가 심할수록 말기신부전증으로의 진행이 더 빠르다. 따라서 단백뇨의 정도를 측정하는 것은 만성 신장병의 진단과 치료에 필수적인 요소이다. 여러 임상 연구에서 당뇨병이 동반되어 있건 혹은 없건 간에 안지오텐신전환효소억제제(Angiotensin Converting Enzyme Inhibitor, ACEI)나 안지오텐신수용체차단제(Angiotensin II type 1 Receptor Blocker, ARB) 투여가 단백뇨를 줄이고 신질환의 진행을 지연시키는 것은 잘 알려져 있다. 또한 단백뇨의 정도를 정량적으로 측정하는 것은 치료에 대한 반응을 감시하는데 사용하고 있다. 대부분의 신장 질환에서 소변으로 배설되는 주된 단백질은 알부민이며, 소변 딥스틱(dipstick) 검사에서 쉽게 측정이 가능하고, 어떤 경우에는 소변으로 면역글로부린이 배설될 수도 있다. 이른 아침 일회뇨에서 요단백/크레아티닌 비(Protein/Creatinine Ratio) 또는 요알부민/크레아티닌 비(Albumin/Creatinine Ratio) 는 24시간 소변 단백 배설과 상관성이 좋으며 검사하기가 훨씬 쉬운 장점이 있다. NHANES III 자료를 분석해 보면 14,622명의 성인에서 미세알부민뇨(24시간 소변 알부민 배설량이 30 – 300 mg 배설되는것)의 빈도는 8.3%를 차지하며, 거대알부민뇨(24시간 소변 알부민 배설량이 300 mg 이상 배설되는 것)는 1%를 차지하고 있다. 알부민뇨는 당뇨병 환자 3명중 1명에서 발견되고, 당뇨가 없는 고혈압 환자 7명중 1명에서, 60세 이상 환자 6명중 1명에서 발견되고 있다. 미세 알부민뇨는 흔히 당뇨병성 신증의 시작을 알리는 소견이며, 최근 연구에 의하면 제1형 당뇨병 환자의 일부에서 미세알부민뇨의 자발적인 관해가 관찰되는데 이 사실은 미세알부민뇨가 만성 신장병으로 필연적으로 진행하는 것의 시작이라기보다는 신장 손상의 초기 가역적인 상태를 나타내는 것이 아닌가 생각되고 있다. 미국 국립신장재단의 K－DOQI 가이드라인이나 미국당뇨병협회(American Diabetic association, ADA)의 가이드라인은 신장 질환에 대한 위험 요인을 가지고 있는 모든 환자에서 미세알부민뇨를 선별검사 할 것을 권장하고 있다. 선별검사는 먼저 미세알부민뇨에 감수성이 있는 딥스틱(dipstick)을 사용할 수도 있고, 일회뇨에서 요알부민/크레아티닌 비(Albumin/Creatinine Ratio)를 측정할 수도 있다. 미세알부민뇨 검사용 딥스틱(dipstick)은 미세알부민뇨를 발견하는데 있어서 민감도가 51－100%, 특이도가 27－97% 정도이다. 미국 당뇨병학회(ADA)는 반복적인 검체 검사를 권장하고 있는데, 미국 국립신장재단(National Kidney Foundation, NKF)에서는 이러한 반복적인 검사에 의문을 제시하고 있다. 이미 ACEI(안지오텐신 전환효소 억제제)를 투여하고 있는 환자에서 미세알부민뇨를 검사하는 것에는 회의적인데 그 이유는 미세알부민뇨가 발견됐을 때에 치료에 변화가 없기 때문이다. 제2형 당뇨병 환자에서 보고된 한 연구에서 ARB(안지오텐신수용체차단제)의 용량을 증가시켜서 미세알부민뇨를 줄이거나 제거하는 것이 현성 당뇨병성 신증으로의 진행을 늦추는 것을 보여주었다. 따라서 현재까지의 연구 결과로는 만성 신장병 환자에서 ACEI나 ARB 사용 유무에 상관없이 단백뇨의 정도를 감시하는 것 즉 미세

알부민뇨 상태로 계속 유지되는지 혹은 현성 단백뇨로 이행하는 지를 감시하는 것은 유익하다. 투여 약제의 용량은 알부민뇨를 줄일 수 있는데 까지 환자가 적응할 수 있는 최대 용량을 사용해 볼 수 있다.

13

만성 신장병 환자는 언제 신장 전문의에게 보는 것이 좋은가요?

많은 신장 질환들은 초기에 적절히 치료하지 않으면 점차 신장 손상이 진행되어 말기신부전증에 이르게 되므로 만성 신장병은 조기에 진단하고 효과적으로 치료함으로써 가능한 신장 손상의 진행을 예방하여야 하는데 이것을 달성하기 위해서는 일차 진료의의 역할이 중요하다. 일차 진료의의 역할은 만성 신장병을 초기 단계에서 발견하고, 이 질환의 심혈관계 위험도를 평가하여 적절한 조치를 하며, 신 질환의 진행을 지연시키는 전략을 이해하고, 적절한 시기에 신장 전문의에게 전과하여 환자를 적절하게 치료 받을 수 있게 하는 것이다. 신장 전문의에게 환자를 의뢰하는 것은 일반적으로 혈청 크레아티닌이 1.5 – 2.0 mg/dl(133 – 177 umol/L)에 도달하였을 때로 권장하고 있다. 표 7은 만성 신장병 환자에서 신장 내과로 전과해야 하는 경우들을 기술하고 있다. 적적한 시기에 신장 내과로 전과 하였을 때의 가치는 연구가 되어 있지만 만성 신장병을 가진 환자에서 예후에 대해 일차 진료의가 기여하는 부분에 대해서는 별로 연구된 것이 없다. 만성 신장병 환자의 급격한 증가는 일차 진료의에 의한 초기 만성 신장병의 발견 및 적절한 시기에 신장내과로 전과하는 것의 중요성을 더욱 실감하게 하며, 일차 진료의와 신장내과 전문의 사이에 협진의 중요성을 더욱 강조하고 있습니다.

표 7 ● 신장 전문의에게 조기에 의뢰 하는 것이 좋은 경우들

- 3기 만성 신장병(혈청 크레아티닌 1.5 – 2 mg/dl, $30 \le$ eGFR < 60 ml/min/1.73 m^2) – 협진
- 4기 만성 신장병($15 \le$ eGFR < 30 ml/min/1.73 m^2) – 전과 요함
- 신 조직 검사가 필요한 경우(사구체 신 질환이 의심되는 경우)
- 신기능 저하가 명확한 이유 없이 빠르게 진행할 경우
- 만성 신장병의 원인 질환이 신장병 전문의가 보는 것이 좋은 경우 유전성 신질환, 재발성 요로결석
- 저항성 고혈압이 동반되어 있는 경우
- 고칼륨혈증
- 만성 신장병에 급성신손상(급성신부전증)이 겹친 경우

14

만성 신장병은 치료될 수 있나요?

만성 신장병은 글자 그대로 완치가 되는 병은 아니나 조기 발견하여 관리를 잘 하면 병의 진행을 지연시킬 수 있고 합병증에 의한 사망을 줄일 수 있다. 많은 신장 질환들은 초기에 적절히 치료하지 않으면 점차 신장 손상이 진행되어 말기신부전증에 이르게 되므로 악화 요인을 조기 진단하고 효과적으로 치료함으로써 가능한 신장 손상의 진행을 예방하여야 한다. 만성 신장병의 진행 속도는 잠재적인 원인 신장 질환에 따라 다르다. 일반적으로 세뇨관 간질 질환은 사구체신질환, 당뇨, 고혈압성 신질환, 다낭종 신질환 들에 비해서 진행 속도가 느리며, 같은 종류의 신장 질환에서도 진행속도는 매우 다양하게 나타난다. 급속진행성 신장 질환은 사구체여과율이 보통 1년에 10 – 20 ml/min/1.73 m^2 정도로 감소할 수 있고, 아주 천천히 진행하는 신장 질환은 사구체여과율이 1년에 2 ml/min/1.73 m^2까지 감소할 수 있다. 따라서 만성 신장병이 진행하는 속도는 사구체여과율을 시간에 대해서 그려보면 신 질환의 진행 속도를 평가하는데 도움이 되고 궁극적으로 신부전으로 이행하는데 걸리는 시간을 평가할 수 있으며 신대체요법을 시행해야 하는 시기를 추측할 수 있다(그림 3). 만성 신장병 환자에서 신장 기능 악화를 초래할 수 있는 위험인자의 교정과 신부전증의 진행 억제는 상기한 바와 같이 1년에 2 – 10 ml/min/1.73 m^2 정도까지 다양하게 진행할 수 있어 말기신부전증으로의 진행 속도를 둔화시키는 치료는 투석 시작 시점을 늦출 수 있기 때문에 매우 중요하다. 또한 요독증과 관련된 합병증에 대한 치료는 환자의 삶의 질 개선에 큰 도움을 줄 수 있고, 적절한 식이요법은 만성 신장병 환자의 보존적 치료에 큰 역할을 차지하고 있다. 만성 신장병의 합병증 들은 모든 장기에 영향을 미친다. 만성 신장병은 심혈관계 질환의 중요한 위험인자이고, 만성 신장병 환자는 말기신부전증으로 이행하여 투석을 시작하기 전에 허혈성 심장 질환이나 뇌졸중으로 사망하는 경우가 더 많다. 사구체여과율이 60 ml/min/1.73 m^2 미만인 환자들은 주기적으로 여러 가지 합병증 들에 대해서 관찰하고 검사를 시행하여야 한다. 진행된 만성 신장병에서 나타나는 심혈관계 이상, 소화기계 이상, 신경계 이상, 피부 이상, 근-골격계 이상 등은 주기적으로 임상적 평가를 시행하여야 한다. 사망 원인으로 가장 많이 발생하는 심혈관계 질환들은 고혈압 및 고지혈증을 잘 관리함으로서 예방 할 수 있으며, 위장관계 증상들은 요독증의 시작을 나타내고 신대체 요법의 필요성을 암시하는 증상 일 수 있으므로 환자의 상태를 잘 관찰하여야 하고, 검사실 검사는 전해질 이상, 칼슘 및 인의 이상, 빈혈 등의 합병증을 발견할 수 있으며, 신증후군 범위의 단백뇨가 있는 경우 저알부민혈증과 면역계 이상의 위험을 관찰할 수 있다. 이러한 환자들에서는 주기적으로 혈청 단백 및 알부민 치를 검사하여 영양장애의 동반을 평가하여야 한다. 신질환의 진행을 늦출수 있는 실질적인 치료 방법으로 3가지 방법이 추천되고 있는데, 첫째 철저한 혈압 조절, 둘째 당뇨 환자에서 철저한 당 조절, 셋째 ACEI나 ARB를 사용하여 단백뇨를 줄이는 치료 등이 일반적으로 많이 사용되고 있는 치료 방법

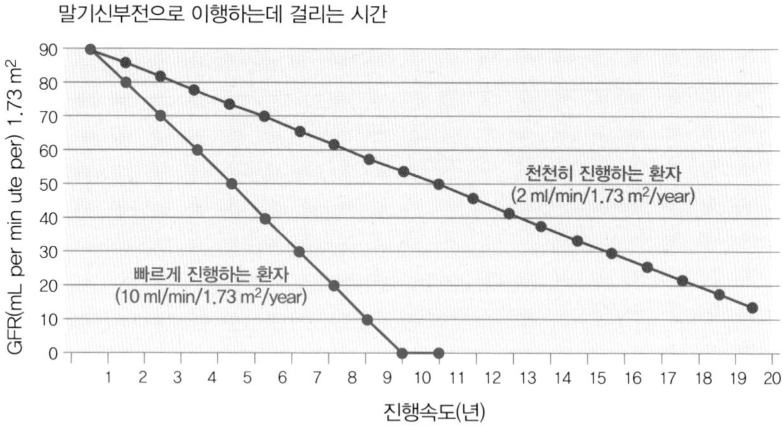

그림 3 ● 만성 신장병의 진행 속도

이다. 이외에 치료 방법으로 지질저하 치료, 빈혈의 교정, 저 단백 식이 (0.6 – 0.75 g per kg body weight per day, 사구체여과율이 25 ml/min/1.73 m^2 미만의 환자) 등을 사용해 볼 수 있다. 만성 신장병은 결국 이 병의 종착역인 말기 신부전증으로 이행하여 더 이상 식이요법이나 일반적인 치료로 지탱할 수 없는 상황이 되면 신대체요법으로 투석 치료나 신장 이식을 받아야 한다.

15

만성 신장병의 증상 및 합병증 관리는 어떻게 하나요?

혈액학적 이상

빈혈

빈혈은 거의 대부분의 말기신부전증 환자에서 나타나는 일반적인 현상으로 주로 사구체 여과율이 30 ml/min 이하로 감소하면 나타나기 시작하여 신기능이 악화됨에 따라 심해지지만 원인 신 질환에 따라 시작되는 시기는 다양합니다(일반적으로 당뇨병에 의한 신부전증에서 빈혈이 일찍 나타남). 신장은 적혈구 형성인자인 에리스로포이에틴 합성의 주요 장기이며, 만성 신장병에서는 에리스로포이에틴의 합성이 부적절하게 둔화되어 빈혈을 유발합니다. 최근 유전자 재조합 기술에 의한 재합성 에리스로포이에틴 투여가 치료에 실제적으로 이용됨에 따라 만성 신장병 환자의 빈혈 교정과 심혈관계 합병증 감소를 통한 환자의 삶의 질 개선과 수명 연장에 크게 기여하고 있습니다. 또한 만성 신부전에서 빈혈이 생기는 다른 요인들로는 요독증으로 인해 적혈구의 수명이 정상인 보다 짧아지고, 적혈구가 쉽게 깨지며, 부갑상선 호르몬이 증가되어 골수가 섬유화 되는 현상, 그리고 위장관을 통한 출혈, 철분 결핍 등을 들 수가 있으며 빈혈은 거의 대부분의 말기신부전증 환자에서 나타나는 일반적인 현상입니다.

● **빈혈의 원인** 신장 기능이 정상인의 15% 이하로 떨어지게 되면, 신장에서 생산되는 조혈호르몬인 에리스로포이에틴이 결핍되어 골수에서의 적혈구 생성을 감소시키는데 이것이 빈혈의 원인 중 가장 중요합니다. 또한 만성 신부전에서 빈혈이 생기는 다른 요인들로는 요독증으로 인해 적혈구 의 수명이 정상인 보다 짧아지고, 적혈구가 쉽게 깨지며, 부갑상선 호르몬이 증가되어 골수가 섬유화 되는 현상, 그리고 위장관을 통한 출혈, 철분결핍 등을 들 수 가 있습니다.

● **빈혈의 증상** 만성 신장병 환자는 빈혈의 여러 증상을 호소하게 되는데, 그 대표적인 증상으로는 피로감, 전신쇠약감, 운동을 조금만 해도 몹시 힘들어 하며 숨이 차고, 호흡곤란을 느끼는 것입니다. 또한, 낮에 계속 졸리움을 느끼지만, 밤에 숙면을 취하지 못하고, 추위를 잘 견디지 못합니다. 이러한 여러 증상으로 인해 만성 신장병 환자는 일상적인 사회생활을 정상적으로 하는데 심각한 장애를 느낍니다. 특히, 만성 신장병 환자에서 빈혈이 치료되지 못하고 장기간 지속되면, 좌심실 비대증을 일으켜 심부전을 초래 합니다. 좌심실 비대증과 심부전은 투석환자의 중요한 심혈관계 합병증으로 사망까지 초래할 수 있어 투석을 시작하기 전에 빈혈을 교정하는 것은 매우 중요합니다. 따라서 최근에는 빈혈이 꼭 치료되어야 할 합병증으로 인식되고 있으며, 전 세계적으로 효과적인 빈혈 치료에 관심을 보이고 있습니다.

● **빈혈의 예방 및 치료** 빈혈의 예방 및 치료를 위해서는 헤마토크릿(적혈구용적률) 수치를 33 – 36%로 유지시키고, 영양 섭취를 잘해야 합니다. 헤마토

크릿 수치가 33% 이하일 때는 합성 에리스로포이에틴(에포카인, 리코몬, 아라네스프, 이프렉스 등)을 정기적으로 맞는 것이 도움이 되며, 헤마토크릿 수치가 심하게 떨어졌을 경우 수혈을 받을 수도 있습니다. 만성 신장병 환자에서 어느 정도로 헤마토크릿을 유지하는 것이 가장 적절한가에 대해서는 아직까지 정립되어 있지 않으나 최근 권고 안에서는 헤마토크릿을 33 – 36%(헤모글로빈 11 – 12 g/dL)로 유지하도록 권장하고 있다.

혈액응고 이상

만성 신장병에서는 혈액응고 장애가 동반될 수 있는데, 그 증상들로는 피하출혈, 잇몸출혈, 코피, 장출혈, 근육이나 관절 등의 심층부출혈 등을 일으킨다.이와 같은 혈액응고 장애는 투석이나 신장이식 같은 적절한 치료를 하지 않은 환자들에서 종종 볼 수 있으나 적절한 치료를 받은 환자에서는 매우 드물게 나타난다. 만성 신장병 환자에서 보는 혈액응고 장애는 다양한 인자가 관여하는데, 혈소판 수의 감소 보다는 혈소판 기능의 결함에 의한 것으로 알려져 있다. 혈소판 응집 이상은 혈소판 내에 있는 ADP와 세로토닌 농노가 줄어들고, 트롬복산 A2 합싱이 부족하기 때문에 발생히는 것으로 알려져 있다.

말기신부전 환자에서 나타나는 빈혈 자체도 출혈성 요인에 관여하므로 출혈 시간이 많이 지연되어 있을 경우 적혈구 용적율을 30% 이상으로 유지해주면 출혈시간의 지연이 개선될 수 있다. 혈액 응고 장애에 의한 출혈이 임상적으로 확인이 되면 응고장애의 정도를 검사를 통하여 평가하고 교정이 필요한 경우 치료를 해 주어야 한다.

심혈관계 합병증

심혈관계 합병증은 투석을 받고 있는 환자들의 사망 원인들 중 가장 중요한 부분을 차지하며, 고혈압이 심혈관계 합병증을 진행시키는 가장 중요한 위험 인자입니다. 뇌혈관이 죽상경화나 고혈압에 의해 좁아지고 막히면 뇌졸중이 발생할 수 있고, 관상동맥이 막히면 협심증이나 심근경색증이 발생할 수 있습니다.

고혈압

● **고혈압과 신장의 관계** 신장은 우리 몸에 섭취된 수분과 염분을 일정하게 유지하며 배설하는 기능이 있다. 신장 기능이 감소되면 체내에 염분이 축적되어 고혈압과 부종이 발생한다. 고혈압은 만성 신장병 환자에서 나타나는 공통적 증상이며, 또한 지속적인 본태성 고혈압은 만성 신장병을 유발하는 중요한 원인질환 이다. 또한 나이가 들면 고혈압의 발생이 증가하는데 이는 노화에 따라 감소되는 신장의 기능과 밀접한 관계가 있다. 그 외에 병든 신장에서 레닌이라는 호르몬의 생성 증가로 혈관이 수축되어 혈관저항이 증가되기 때문에 고혈압이 발생한다. 고혈압은 적절히 치료하지 않으면 신장질환, 뇌출혈, 뇌경색, 심장질환, 망막질환, 말초혈관질환 등 여러 가지 합병증을 유발하고 특히 만성 신장병을 유발하여 만성 신장병의 마지막 단계인 말기신부전에 이를 수 있다. 만성 신장병을 가진 환자들에서 고혈압의 조절은 대단히 중요한 의미를 갖는다. 혈압을 잘 조절하기 위해서는 철저한 염분 섭취의 제한뿐 만 아니라, 이뇨제와 혈압 강하제를 적절하게 투여 해야만 혈압이 조절된다.

● **소금을 많이 섭취하면 왜 혈압이 오르나요?** 소금은 근육을 수축시키는 효

과가 있어 혈관 벽의 근육이 수축하여 혈액이 지나가는 길이 좁아지고 딱딱해집니다. 소금은 체내의 수분을 증가시켜서 몸 안의 혈액량을 늘리게 되고, 늘어난 혈액량은 혈관에 미치는 압력을 증가시켜서 혈압을 올리게 됩니다.

● **혈액투석 치료와 고혈압** 혈액투석 치료를 받는 환자에서의 고혈압은 수분과 염분의 축적과 관계가 많으므로 적절한 "건체중"설정이 중요하다. 그리고 건체중이 결정 되었으면 투석간의 체중 증가가 1.5－2.0 kg이상이 되지 않게 주의하여야 한다. 또한 염분 섭취는 하루 5 g 이하로 제한해야 하고 잘 조절이 되지 않는 고혈압은 주치의와 상의하여 적절한 항 고혈압제를 복용하는 것이 중요하다.

● **건체중이란** 건체중이란 혈압이 떨어지지 않고 근육 경련이 일어나지 않는 상태로 몸 속에 축적되었던 필요 없는 수분이 거의 또는 모두 제거된 투석 후의 목표 체중치를 의미한다. 건체중을 너무 높세 설정하면 투식 후에 수분이 과다한 상태가 되어 투석이 끝난 후에 수분을 조금만 섭취해도 부종이나 폐울혈이 생기게 되며, 이로 인해 호흡곤란이 초래될 수 있다. 그러나, 건체중을 너무 낮게 설정하면 투석 후반부 혹은 끝난 후에 저혈압이 생기고 근육 경련이 오거나 어지러움을 느끼게 된다. 건체중은 흉부 X－선 촬영 후 주치의와 상의하여 결정합니다.

울혈성 심부전 및 폐부종

만성 신장병의 심혈관계 합병증 들로는 수분축적에 의한 울혈성 심부전 및 폐부종이 발생할 수 있고 호흡곤란 증상을 보일 수 있습니다. 폐부종의 초기 증세로는 가슴이 답답하고 잔기침이 나며 미열 등이 나타날 수 있으므로 마치 감기증세로 착각하여 치료 시기를 놓치는 경우가 종종 있습니다. 이 경우 혈압이 오르고 체중이 동시에 증가되므로 즉시 신장내과 주치의의 진찰을 받도록 하십시오. 그 외의 합병증으로 심장 및 폐실질에 전이성 석회화가 생길 수 있고, 장막염, 심낭염, 늑막삼출, 부정맥 등이 올 수도 있습니다.

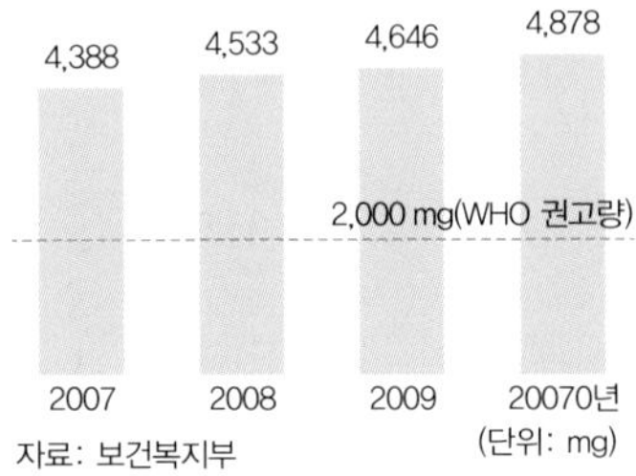

그림 4 ● 국민 1인당 하루 나트륨 섭취량

만성 신장병 환자의 심혈관계 질환의 관리

만성 신장병 환자들의 가장 흔한 사망 원인은 심혈관계 질환에 의한 것이다. 심혈관계 질환의 위험과 이와 관련된 사망률은 사구체여과율의 감소와 비례해서 증가하고, 정상 신장 배설기능(사구체여과율)을 가졌으나 알부민뇨(소변에 알부민이 새어 나오는 것)를 보이는 환자에서도 심혈관계의 위험도가 증가되어 있다. 따라서 이 환자들에서는 전통적인 심혈관계 위험 인자들 즉 흡연, 고지혈증, 고혈압, 앉아서 일하는 생활 습관 등에 대한 평가는 필수적입니다. 미국 국가신장재단의 K－DOQI가이드라인에서는 정상 알부민뇨를 가진 환자의 혈압 조절 목표를 130/80 mmHg 미만으로, 단백뇨가 1 g 이상인 환자의 혈압 조절 목표는 125/75 mmHg 미만으로 하였으며, 지질 조절 목표는 LDL－콜레스테롤을 100 mg/dl 미만으로 하였다. 그러나 투석 환자들에서는 콜레스테롤이 낮을수록 심혈관계 사망이 증가하는 것으로 나타났는데 이것은 낮은 혈청 콜레스테롤 치가 비전통적인 심혈관계 위험인자 인 영양장애 및 만성 염증과 연관이 되어 있기 때문이다. 만성 신장병에 특이하게 연관되어 있는 추가적인 심혈관계 위험인자들로는 용적 과부하, 부갑상선기능항진증, 요독증 등이 있으며, 에리스로포이에틴 감소에 의한 빈혈 역시 심혈관계 사망에 기여하고 있다

만성 신장병 환자의 고지혈증 관리

만성 신장병 환자에서 혈청 중성지방과 아포 B 함유 지단백질치는 증가되어 있으나, 총콜레스테롤 치는 영양 상태나 염증 동반 유무에 따라 높거나, 정상이거나, 낮을 수 있다. 만성 신장병에서 이상지질혈증과 심혈관계 질환으로 인한 사망의 관계를 규명한 연구는 많지 않지만 C－반응 단백과 인터루킨－6가 높고 혈청 알부민이 낮은 만성 염증 상태에서는 고지혈증에 비례하여 심혈관계 합병증이 증가한다. 하지만, 역설적으로 총콜레스테롤이 너무 낮은 경우에도 심혈관계 합병증으로 인한 사망률이 높은 것으로 나타났다. 이러한 현상은 영양 결핍이나 염증에 의해 콜레스테롤 치가 낮게 유지 되어 사망률이 콜레스테롤이 높은 환자보다 더 높은 것으로 해석하고 있다. 만성 신장병 환자에서도 일반인의 치료 지침인 국가 콜레스테롤 교육과정(NCEP)의 지침을 준수하면 되나 투석 환자인 경우는 K－DOQI 지침을 따르는 것을 권하고 있다. 투석 환자에서 식사조절이나 약물 치료로 혈청 중성지방 치를 낮추는 것이 심혈관계 합병증을 줄이는 지는 아직 분명하지 않지만 일부 연구에서 L－카니틴, 화이브레이트 투여로 혈청 중성 지방 치를 낮추었다는 보고들이 있다. 혈청 중성 지방 치가 정상치 보다 50 mg/dL 이상 증가한 경우 먼저 식이조절이 추천되고 있으며 탄수화물의 섭취를

총 열량의 35% 이내로 제한하고 반대로 지방질이 총 열량의 50%가 되도록 조절하며 아울러 불포화지방산과 포화지방산의 비율이 1:1이 되도록 한다. 이 식이에서 중성 지방이 더 증가하지 않으면 지방질의 섭취를 총 칼로리의 40%로 줄이도록 한다. 만약 혈청 중성지방이 증가할 경우는 혈청 카르니틴 치를 측정하여 저하되어 있는 경우에는 L-카르니틴을 0.5-1그램/하루 용량을 투여해 볼 수 있다. 혈청 중성 지방이 식이요법에도 500 mg/dL 이상이면 화이브레이트나 니코틴산을 써볼 수 있으나 약제의 부작용을 잘 관찰하여야 한다. 저밀도 콜레스테롤은 100 mg/dL 미만으로 유지하도록 하는데 식이요법으로 잘 안 떨어질 경우 스타틴을 사용하도록 한다. 고밀도 콜레스테롤이 낮은 경우는 뚜렷한 치료는 없지만 소량의 알코올 섭취(와인 한잔 정도)나 운동 요법에 의해서 증가 될 수 있다.

위장관계 합병증

만성 신장병에서 나타나는 위장관 증상들은 일반적으로 신기능이 정상의 10% 이하로 감소될 때까지는 나타나지 않는 경우가 많고, 식욕 부진, 오심, 구토가 초기 증상이며 오심과 구토는 이른 아침에 심하다. 원인은 요독물질의 체내 축적, 이들 환자에서 사용하는 여러 가지 약물의 부작용, 저혈압, 전해질 불균형, 뇌부종, 위장관질환, 동반된 간질환 등이다. 변비도 흔히 보는데 발생 빈도는 40-70% 정도 되며 단순 변비는 심각한 합병증을 유발하지 않지만 삶의 질을 저하시킨다. 만성 신장병 환자에서 보는 영양불량, 자율신경부조, 여러 종류의 약물투여, 비활동성, 식습관의 변화, 칼륨섭취 제한으로 인한 섬유질 섭취 불량 등이 원인이 될 수 있다. 위장관 출혈은 만성 신장병에서 흔히 나타나며, 이는 위에서 시작하여 십이지장, 소장, 대장 및 직장까지 어디에서나 일어날 수 있다. 점막 궤양은 진행된 요독증에서 관찰되며 요독성 구내염, 위십이지장염, 소화성 궤양 등도 발생할 수 있고, 다른 위장관계 합병증들로는 대장염, 장폐색증, 복수, 췌장염 등이 있을 수 있다. 이러한 합병증들은 투석치료를 시작하면 호전되는 경우가 많으므로 말기신부전증 환자들에서는 적절한 시기에 투석 치료를 시작하는 것이 중요합니다.

● **식도염** 일반인에 비해 말기신부전증 환자에서 많이 발생하는데 특히 복막투석을 시행하는 환자에서 많이 본다. 역류성 식도염, 출혈성 식도염이 많이 발생하는데 정확한 원인은 밝혀져 있지 않다. 복막투석 환자의 경우는 복강내압 증가가 주요 요인으로 여겨지며 진단은 상부위장관 내시경 검사로 알 수 있고, 프로톤 펌프 억제제 투여가 도움이 된다.

● **연동운동 장애** 요독성신경병증으로 유발된 하부식도 이완불능증과 미만성 식도연축 같은 연동운동 장애가 약 7%의 환자에서 볼 수 있다. 대부분의 만성 신장병 환자에서는 증상이 거의 없어 진단이 잘 안되는 경우가 많다.

● **식도열공탈장(hiatal hernia)** 50세 이상의 성인에서 약 50% 정도 나타나는 흔한 질환인데 말기신부전증 환자에서는 62% 정도의 이환율을 보이고 있다. 이 질환은 역류성 식도염의 위험인자이며 다른 상부위장관계 합병증을 유발 할 수 있다.

● **위염과 십이지장염** 출혈성위염의 이환율은 42%, 출혈성 십이지장염은 24% 정도로 보고 되고 있으며 위내시경 조직 검사에서 만성표재성위염 52%, 만성위축성 위염 6%, 장상피화생 37% 정도가 관찰된다. 이는

Helicobacter pylori 감염과 연관이 있는 것으로 밝혀져 있다.

● **위통과시간 지연** 만성 신장병에서 보는 자율신경병증으로 인하여 위통과시간 지연을 자주 보는데 위장관운동 촉진제나 보존적 치료로 증상을 완화할 수 있다.

● **소화성궤양** 췌장 및 십이지장의 탄산염 분비저하, 혈중 가스트린 증가에 의한 위산 분비의 증가로 이환율이 높을 가능성이 있으나 실제로는 일반인과 별 차이가 없는 것으로 알려져 있다. 만성 신장병 환자의 소화성 궤양은 혈액 응고장애와 항응고제 사용 등으로 인하여 출혈 및 장천공의 위험이 크며 심각한 이차적 합병증의 위험이 크므로 적극적인 치료가 필요하다.

● **혈관 이형성증** 만성 신장병 환자에서 재발성 위장관 출혈의 흔한 원인 질환인데 일반인에 비해 더 많이 발생하는 것 같지는 않고 출혈성 경향이 있기 때문에 더 잘 출혈이 되는 것으로 여겨진다. 상부 위장관 내시경을 통해 진단할 수 있으며 레이저 치료로 치료될 수 있다.

● **대장암 및 용종** 원인은 불분명하지만 대장암의 발생 빈도는 일반인에 비해 높은 것으로 알려져 있다. 대장 내시경을 통해 쉽게 진단 및 치료할 수 있으나 대장내시경 전 처치 시 인이 포함된 설사약을 사용할 때에 급성신장손상이 유발될 수 있어 주의를 요한다.

● **대장염** 궤양성대장염, 크론씨병, 허혈성대장염 등은 일반인에 비해 발생빈도가 높지 않다. 대장내시경 및 조직 검사로 진단되며 일반인과 동일하

게 치료 받으면 된다.

● **대장 게실** 대장의 근육층이 약해져서 꽈리 모양으로 작은 방 모양을 하는 질환으로 다낭종신에 의한 만성 신장병 환자에서 발생 빈도가 높다. 게실염이나 출혈이 없는 경우 치료할 필요는 없다.

신경 및 근육계통의 합병증

중추신경계와 말초신경계가 모두 침범될 수 있으며, 말초신경 장애는 진행된 말기신부전에서 볼 수 있다. 신경전도 시간이 특징적으로 지연되며 말초신경장애, 수면장애, 경련, 정신 장애 등이 일어날 수 있다. 요독증에서 대개 뇌파의 이상이 있는데, 일반적으로 뇌파의 속도가 저하되며 이는 뇌실질의 칼슘이온 증가에 기인한다. 자율신경계 합병증으로 발기부전(남성), 발한장애, 투석 시 저혈압을 들 수 있다. 말초 신경 장애의 초기 증상으로 발이 화끈거리거나 통증이 있을 수 있으며 감각소실이 뒤따를 수 있다. 근위부 근육 약화와 근육 불안정은 말기 신부전환자에서 보는 특징적인 증상이며, 근육 약화는 비타민 D3 활성화 장애와 관계가 있고, 근육 불안정은 세포와 체액 구성 성분들의 변화에 의해서 생긴다.

감염증과 면역능 저하

감염증은 만성 신장병 뿐만 아니라 급성신손상에서도 사망에 이르는 흔한 원인 질환이다. 요독증 환자는 세포성 면역기능과 체액성 면역기능이 동시에 저하되어 있으므로 정상인보다 감염의 기회가 많다. 이외에도 영양실조, 늑막삼출액 증가, 복수, 가려움증에 의해서도 전신 감염의 기회는 증가된다. 단기 또는 장기 투석을 위하여 사용하는 도관이나 동정맥루를 통한 감염으로 인해 패혈증이 발생할 수도 있으며, 빈번한 수혈이나 주사에 의해 B형 간염 또는 C형 간염의 발생빈도가 높습니다. B형 간염이나 독감 등의 예방 접종 시 항체 형성이 정상인에 비해 잘 생기지 않을 수 있으므로 예방접종의 양이나 횟수를 늘리는 것이 좋다.

골격계(뼈) 이상(신성 골이영양증)

만성 신장병 환자에서 여러 종류의 골격계 장애가 동반될 수 있는데 이를 신성골이영양증이라 칭합니다. 골이영양증은 골연화증(뼈가 연해지는 현상), 섬유성 골염(골수가 섬유화 되는 현상), 골조송증(골다공증), 골 경화증 모두를 총칭해서 사용한 말입니다. 어린이에서는 발육지연이 생기며, 모든 연령에서 피부 소양증, 골절, 뼈의 통증과 연조직에 전이성 석회화가 나타날 수 있습니다. 신장 기능이 감소하면 인의 체외 배설이 감소하여 혈청 인산치가 증가하며, 이로 인해 혈청 칼슘치는 감소하게 됩니다. 혈청 칼슘치가 떨어지면 부갑상선이 자극되어 부갑상선 호르몬의 분비가 촉진됩니다. 부갑상선 호르몬은 혈청 칼슘치를 정상화하기 위해 2차적으로 뼈에 있는 칼슘 및 인을 빼내게 됨으로 결국 뼈가 약해지게 됩니다. 또한 만성 신장병에서는 비타민 D3의 활성화가 안되어 장관에서 칼슘 흡수가 저하되고, 뼈에서는 무기질 침착이 안되므로 이로 인해 골연화증이 일어납니다. 증세는 수년간 서서히 나타나며, 결국에는 뼈와 관절에 통증이 오고 부러지기 쉽고 근육조직이나 심장 등에 영향을 줄 수 있습니다. 그 외에 만성 신부전에서 흔히 합병되는 대사성 산증도 뼈를 약하게 합니다.

만성 신장병 환자에서 혈청 인 농도를 정상적으로 유지하기 위해서는 인의 섭취를 제한하는 것이 필요합니다. 초기 신부전에서는 식이 중 인 섭취를 1일 600 – 800 mg으로 제한함으로써 인의 축적을 피할 수 있는데 이는 일반적으로 육류와 우유 제품의 섭취 제한을 의미한다. 그러나 사구체 여과율이 20 – 30 ml/min 이하가 되면 고인산혈증의 발생을 피하기 위해 장내에서 인과 결합하는 인 결합제의 사용이 필요하게 됩니다. 칼슘을 함유하는 인 결합제가 임상적으로 많이 사용되고 있으며 식사와 함께 투여하는 것이 인 결합능이 가장 좋다고 알려져 있습니다. 보통 탄산칼슘으로는 2500 mg/day로 시작하여 칼슘, 인, 부갑상선 호르몬 치에 따라 용량을 조절하게 됩니다. 마그네슘이 함유된 제산제는 고 마그네슘혈증 발생과 설사 등의 위장관 장애로 인해 피하는 것이 좋고, 알루미늄을 함유한 제재는 장기적인 사용 시 알루미늄 독성 때문에 최근에는 거의 사용하지 않습니다. 최근 말기신부전 환자에서 고인산혈증 치료를 위해 칼슘과 알루미늄을 함유하지 않은 경구용 인 결합제로는 세벨라머 중합체형 인산 결합제(Renagel®)와 란타늄 카보네이트(Forsrenol®)가 소개되어 사용되고 있으나 가격이 비싸서 많은 환자들이 제한 없이 사용하기에는 어려운 점이 있습니다.

● **뼈 이상을 유발하는 고인산혈증의 치료는?** 혈액투석 환자의 혈청 인의 허용치는 3.5 – 5.5 mg/dl (칼슘은 8.4 – 9.5 mg/dl)입니다. 또한 인은 투석으로 완전히 제거되지 않으므로, 인 수치가 높을 경우 인의 섭취를 줄이면서(주로 고기와 유제품에 많습니다) 인 결합제를 복용하여 인이 장에서 흡수되지 않도록 합니다. 인 결합제는 음식 내에 포함되어 있는 인과 결합해서 장에서 흡수되지 않고 대변으로 배설되도록 하여 혈청 인 수치가 올라가지 않도록 해줍니다.

● **칼슘섭취는 어떻게 하나?** 투석환자는 비타민 D 결핍과 비타민 D의 효과에 저항이 있기 때문에 장에서 칼슘 흡수가 잘 되지 않아 식이에서 칼슘

을 더 많이 섭취해야 합니다. 만성 신장병 환자의 식사는 칼슘이 풍부하지만 인도 많이 포함되어 있는 유제품을 제한하게 되므로 칼슘이 낮은 경향이 있습니다. 따라서 칼슘 균형을 맞추기 위해서 비타민 D와 칼슘약제의 보충이 필요합니다. 칼슘약제를 인 결합제가 아닌 칼슘 보충제로 사용할 경우는 복용시간을 식사시간과 되도록 멀게 합니다. 비타민 D는 장에서 칼슘 흡수를 증가시키는 역할을 하는데 활성 비타민 D 합성제로 칼시트리올(로칼트롤)이란 약이 있습니다.

영양 및 대사 장애

만성 신장병에서 발생하는 심한 단백질 및 칼로리 결핍에 의한 영양 장애는 최근 적절한 시기에 혈액투석 치료를 시작함으로서 과거보다 많이 감소되었지만 아직도 흔하게 발생합니다. 단백질 및 칼로리 결핍 영양 장애의 주원인은 단백질과 열량을 충분히 섭취하지 못하는데 있습니다. 그 외에도 신부전 그 자체에 의하여 단백질 생성 과정이 차단되는 것과 심한 단백뇨의 발생도 중요한 요인이 됩니다. 만성 신장병에서 고혈당이 생길 수도 있고 저혈당이 생길 수도 있습니다. 혈당 증가의 원인들로는 말초 조직에서 인슐린의 작용 효과가 감소하고, 체내에서 포도당 합성이 증가되며, 간으로부터 포도당의 방출이 증가되기 때문입니다. 한편, 만성 신장병에서는 신부전의 정도가 진행 될수록 신장에서 인슐린이 제거되지 않아, 혈중 인슐린 농도가 증가하므로 저혈당이 생길수도 있습니다. 다시 말해서 만성 신장병에서 고혈당과 저혈당의 상이한 두 가지 현상이 공존하는 이유로는 첫째, 말초에서 인슐린 저항성에 의한 고혈당증, 둘째, 신장에서의 인슐린 제거 감소에 의한 저혈당증 때문입니다. 따라서 인슐린으로 치료받던 당뇨병환자에서 만성 신장병이 병발한 경우 인슐린 요구량이 줄어들어서 투여량을 필히 재조정하여야 합니다. 만성 신장병 환자에서 혈청 중성지방과 지단백질 수치는 증가되어 있으나, 콜레스테롤 수치는 정상인 경우가 많습니다. 만성 신장병에서는 위에 언급한 탄수화물과 지질대사 장애가 동맥경화증 유발에 깊이 관여할 것으로 생각됩니다.

내분비 장애

만성 요독증에서 나타나는 체내 호르몬의 변화들을 요약하면 조혈 호르몬인 에리스로포이에틴 생성이 감소되어 빈혈이 야기되며, 레닌 생성이 증가되어 고혈압이 유발된다. 신장 내에서 비타민 D3의 활성화가 되지 않아 장내 칼슘의 흡수와 뼈에서 칼슘의 유리가 저하되어 저칼슘혈증이 유발되며, 저칼슘혈증을 조절하기 위하여 부갑상선 호르몬이 증가되어 감소된 혈청 칼슘치를 정상으로 유지하려고 하나, 증가된 부갑상선 호르몬은 빈혈, 신경염, 심근염 등의 여러 가지 요독 증세를 증가시킵니다. 또한 혈청 인슐린 농도가 증가될 수 있으며, 아울러 그 작용에 대한 말초 조직의 내성으로 저혈당과 고혈당이 다 같이 잘 생길 수 있습니다. 만성 신장병의 마지막 단계인 말기신부전증에서는 고혈당이 생길 수도 있고 저혈당이 생길 수도 있다. 혈당 증가의 원인들로는 말초조직에서 인슐린의 작용 효과가 감소하고, 체내에서 포도당 합성이 증가되며, 간으로 부터 포도당의 방출이 증가되기 때문이며, 한편 신부전의 정도가 진행 될수록 신장에서 인슐린이 제거되지 않아, 혈중 인슐린 농도가 증가하므로 저혈당이 생길수도 있다. 다시 말해서 말기신부전증에서는 고혈당과 저혈당의 상이한 두 가지 현상이 공존 할 수 있습니다. 따라서 인슐린으로 치료 받던 당뇨병 환자에서 말기신부전증으로 이행할 경우 기존에 투여하던 인슐린 투여량을 필히 재조정하여야 합니다. 또한 성 호르몬 분비 및 작용의 불량으로 여자에서 월경불순, 불임, 남자에서는 발기불능, 정자 수의 감소, 여성형 유방 등을 볼 수 있습니다. 만성 요독증에서 나타나는 체내 호르몬의 변화들을 요약하면 다음과 같습니다.

- 조혈 호르몬인 에리스로포이에틴 생성이 감소되어 빈혈이 야기됩니다.
- 레닌 생성이 증가되어 고혈압이 유발됩니다.
- 신장 내에서 비타민 D3의 활성화가 되지 않아 장내 칼슘의 흡수와 뼈에서 칼슘의 유리가 저하되어 저칼슘혈증이 유발됩니다.
- 저칼슘혈증을 조절하기 위하여 부갑상선 호르몬이 증가되어 감소된 혈청 칼슘치를 정상으로 유지하려고 하나, 증가된 부갑상선 호르몬은 빈혈, 신경염, 심근염 등의 여러 가지 요독 증세를 증가시킵니다.
- 혈청 인슐린 농도가 증가될 수 있으며, 아울러 그 작용에 대한 말초 조직의 내성으로 저혈당과 고혈당이 다 같이 잘 생길 수 있습니다.
- 성 호르몬 분비 및 작용의 불량으로 여자에서 월경불순, 불임, 남자에서는 발기불능, 정자 수의 감소, 여성형 유방 등을 볼 수 있습니다.

가려움증(소양증)

요독증 환자의 피부는 빈혈에 의해서 창백하게 보이며, 출혈성 경향에 의해서 출혈반이 관찰될 수 있다. 소양증 즉, 가려움증은 만성 신장병 환자의 대부분이 경험하는 증상으로 원인은 뚜렷하지 않으나 보통 높은 혈중 요독소나 이차성 부갑상선기능항진증에 의한 피부의 칼슘 침착에 의해서 유발되는 것으로 알려져 있고, 가려움증으로 인해 피부에 긁은 자국을 볼 수 있으며, 탈수에 의해서 피부 및 점막의 건조함을 볼 수 있다. 빈혈과 여러 가지 색소를 가진 대사산물(urochrome)의 침착에 의해서 피부 색깔이 옅은 노란색을 띠며, 반복되는 수혈에 의해 hemochromatosis가 발생하면 피부는 회색 또는 청동색으로 변하게 되지만, 최근 들어 에리스로포이에틴의 사용으로 수혈을 하는 빈도가 줄어들면서 이러한 현상은 많이 없어지고 있다. 요독증이 심해지면 땀 속에 요소 농도가 높아져서 땀이 증발하고 나면 하얀 분말이 피부 표면에 관찰되는데 이를 요독성서리(uremic frost)라고 한다. 이러한 피부이상 들은 투석에 의해서 많이 좋아 질수 있는데 유독 요독성 가려움증은 문제가 되는 증상으로 남는 경우가 많다. 가려움증은 장기적으로 혈액투석을 시행하는 환자에서 매우 고통을 주는 증상인데 이러한 증상이 나타나는 이유는 여러 가지로 설명하고 있다. 이차성 부갑상선기능항진증과 높은 혈청 인, 높은 칼슘 곱하기 인(칼슘 × 인) 수치에 의해서 피하조직에 석회화가 일어나는 것이 중요한 원인으로 설명되고 있으며, 땀샘의 기능 저하로 피부가 건조해 지는 것도 가려움증을 유발하는 요인으로 설명하고 있다. 가려움증이 심하게 나타날 경우 일차적으로 요독증과 관련이 없는 다른 피부 질환에 의한 것인지를 확인하여야 하며, 요독증에 의한 것일 경우에는 혈청 인의 축적을 막아주고, 혈청 칼슘 곱하기 인(칼슘 × 인) 수치가 높지 않도록 해야 하며, 때에 따라서는 대증적인 피부 외부 치료(보습제, UV light)가 도움이 될 수 있다. 일부에서는 calciphylaxis에 의해서 피부 괴사가 일어나는 경우도 있으므로 피부 병변을 면밀하게 관찰하고 피부 괴사가 유발되지 않도록 관리하는 것이 중요하다. 투석을 하고 있는 환자의 경우에는 충분한 투석을 시행하면 증상의 호전을 볼 수 있다. 소양증을 완화시키기 위한 일반적인 치료 방법에는 ⓐ 피부연고, 로션 등으로 피부 건조를 막고, 부분 목욕으로 피부를 시원하게 해 주거나(목욕 시 때수건으로 밀지 말 것), ⓑ 혈청 인 수치가 높을 경우 인 섭취를 줄이고, 인결합제를 복용하여 혈청 인 수치를 적절하게 조절하며, ⓒ 가려움증 완화 목적으로 항히스타민 제제를 사용해 볼 수 있고, ⓓ 증상이 호전되지 않을 경우 광선치료(자외선)를 시도해 볼 수 있다.

우울증

만성 신장병 진단을 받고 투석을 시작하게 될 상황에 이르면 대부분의 환자들은 정신적으로 어려움을 겪게 된다. 환자가 겪는 정신적인 어려움은 정상적인 반응일 수도 있지만 환자가 어떻게 적응 하느냐에 따라 그 결과는 많이 다르다. 투석에 대해서 설명을 듣고 새로운 치료법에 적응 하면서 일상생활을 영위하는 것은 그리 쉬운 일은 아닙니다. 처음에는 새로운 치료법에 대한 위기감을 가질 수 있고 일상 생활에서 고립된다는 생각이 들 수 있으며 자신에 처지에 대한 분노와 절망을 느낄 수 있습니다. 가족과 친구, 투석 치료 팀에 대해 화를 내기도 하고 혼자서는 아무것도 할 수 없다며 슬퍼하고 때로는 죽음을 생각하기도 합니다. 간헐적인 우울증이 나타날 수 있는데 우울증이란 어떤 것에도 더 이상 즐거움을 느끼지 못하는 마음의 상태를 말합니다. 우울증은 인생에서 아주 심각한 사건을 겪거나, 사망 또는 이혼 후에 흔하게 나타나는 증상입니다. 당신이 만성 신장병이란 사실을 알고 투석을 시작해야 한다고 들었을 때 투석환자 3 – 4명 중에 한명 꼴로 우울증을 느낀다고 알려져 있습니다. 우울증은 단지 슬픔을 느끼는 상태만은 아닙니다. 몇 주 동안 희망도 없고 무력감을 느끼면 아마도 우울증일 수 있습니다. 평소보다 더 많이, 혹은 더 적게 자거나 먹는 경우, 투석을 빼 먹는 경우 역시 우울증의 시작일 수 있습니다. 그렇지만 우울증은 예방될 수 있고 항상 치료할 수 있습니다. 당신의 신장이 더 이상 기능을 못한다는 것을 알았을 때 화가 나고 두렵고 슬픔을 느끼는 것은 정상입니다. 의사나 간호사가 질문에 대답해 주고 사회 사업가가 어려운 시간을 도와 줄 수 있습니다. 여러분에게는 배우고 적응해야 할 변화가 많습니다. 질문 할 사항을 적어서 대답을 얻고 걱정을 줄이는 것도 한 가지 방법입니다. 만성 신장병을 치료하면서 질병 치료에 적응하다 보면 기분이 자주 바뀌게 됩니다. 이것은 정상입니다. 새로운 방식에 익숙해진 후 답을 구하면 좀 기분이 나아지기 시작합니다. 투석 스케쥴이나 새로운 식이요법 등에 적응하기 어렵지만, 시간이 지나면 일상의 한 부분으로 느끼기 시작합니다. 절망감을 느끼고, 죽고 싶은 마음이 들면 의사나 사회복지사에게 의논하세요. 도움이 되는 여러 가지의 처방이 있습니다.

산-염기, 전해질 이상

● **고칼륨혈증** 고칼륨혈증은 대부분 만성 신장병 환자에서 핍뇨가 발생하거나 칼륨이 다량 함유된 식품의 섭취가 증가한 경우 발생한다. 그 외에 칼륨의 배설을 억제하는 약제의 사용으로 고칼륨혈증이 발생하기도 한다. 안지오텐신 전환효소 억제제 사용과 관련된 고칼륨혈증은 대개 약제 사용 전 혈청 칼륨치가 정상보다 증가되어 있는 경우가 대부분이며 이러한 경우 저칼륨 식이요법이나 요중 칼륨 배설을 증가시킬 수 있는 이뇨제를 사용할 수 있다. 일부 환자에서는 저용량의 이온 교환 수지 제제(예: 카리메이트, 아가메이트) 사용이 부작용 발생없이 고칼륨혈증 치료에 도움을 줄 수 있다. 진통제로 흔히 사용되는 비스테로이드성 소염제는 신독성 작용 외에도 고칼륨혈증을 유발할 수 있는 것으로 알려져 있어 만성 신장병 환자에서 사용에 주의를 요한다.

● **대사성산증** 만성 신장병 환자에서는 체내 산의 축적으로 대사성 산증이 발생하며 이러한 대사성 산증은 골격근의 분해와 알부민 합성 등 단백질 대사를 억제하여 근력 약화와 체지방량(lean body mass)을 감소시킨다. 또한 대사성 산증은 골 대사를 억제하고 간질성 신염의 진행을 유발할 수 있어 그 교정이 중요한 것으로 제시되고 있다. 이와 같은 연구 결과들은 진행성 신

부전 환자에서 초기에 대사성 산증을 교정하는 것이 신손상의 진행을 방지하고 다양한 합병증을 예방할 수 있는 방법임을 시사한다. 현재 임상적으로는 미국의 KDOQI 지침에 따라 혈청 중탄산염 농도를 22 mEq/L 이상으로 유지하도록 권유하고 있다. 알칼리화 약제로 사용되는 치료제로는 중탄산나트륨이 있는데, 투여 시에는 체액량이 증가되지 않는지 주의하여야 한다. 반면에 구연산나트륨은 구연산에 의해 장에서 알루미늄 흡수가 증가되고, 따라서 알루미늄 독성을 유발하는 경향이 있으므로 알루미늄을 함유한 인 결합제와 병용을 피하도록 하여야 한다.

16

만성 신장병 환자의 식이요법은 어떻게 하나요?

인간은 매일 음식물을 섭취하여 에너지를 공급 받고 살아가고 있습니다. 우리가 섭취하는 음식 속에는 탄수화물, 지방, 단백질의 3대 영양소와 나트륨, 칼륨, 칼슘, 인과 같은 전해질, 물이 포함되어 있습니다. 탄수화물과 지방은 우리 몸에서 완전히 대사가 일어나면 에너지를 공급하고 물과 이산화탄소로 분해되어 물은 주로 신장을 통해서 배출하고 이산화탄소는 폐를 통해서 배출합니다. 그러나 단백질은 몸속에서 대사가 되면 요소와 크레아티닌 같은 질소화합물과 산이 만들어져서 주로 신장을 통해서 배설하게 됩니다. 우리 몸에서 전해질과 수분은 매일 음식으로 섭취한 양 만큼 신장에서 정밀하게 조절되어 배설되므로 우리 몸이 적절한 상태를 유지할 수 있게 해줍니다. 만성 신장병으로 인하여 점진적으로 신장의 배설 기능이 떨어지게 되면 체내에 요소와 같은 질소 화합물이 증가하게 되어 요독증이 발생하며, 주로 신장으로 배설되는 수분 및 전해질의 균형이 깨져서 전해질 이상이 유발되면 생명을 위협하게 됩니다. 따라서 신장 기능이 감소하게 되면 감소 정도에 따라 단백질, 수분 및 전해질의 섭취제한이 필요하게 됩니다. 만성 신장병 환자에서 식이 단백과 인 섭취 제한은 본래 요독증의 증상을 줄이기 위해 시도되었던 치료법이었으나 단백질 섭취 제한이 신장의 사구체 혈류역학을 개선하여 신장 질환의 진행을 지연시키는 효과가 있는 것으로 알려지면서 만성 신장병의 보존적인 치료에서 매우 중요한 역할을 하고 있습니다. 그러나 단백질의 섭취를 너무 과다하게 제한하고 열량의 섭취가 부족할 경우 오히려 체중이 감소하고 영양실조 상태에 빠지면서 또 다른 문제점과 후유증을 일으킬 수 있기 때문에 만성 신장병 환자에서 단백질 섭취를 제한하는 식이요법은 반드시 전문의의 처방과 전문 영양사의 지도하에 수행되어야만 합니다. 만성 신장병 환자의 적절한 식이 요법은 환자가 좋은 영양 상태를 유지하고, 요독 증상의 발현을 최소화하며, 신장 기능의 악화 속도를 최소화하고, 배설 기능에 장애를 주는 물질을 포함한 음식물의 제한으로 환자의 신장 기능 보존과 생명 유지에 필수적인 치료법이라는 것을 인식하셔야 합니다[표 8].

표 8 ● 만성 신장병 병기에 따른 식사 요법(투석 시작 전)

영양소	만성 신장병 병기
칼로리(30 - 35 Kcal/Kg/day)	1 - 4
탄수화물(전체 열량 중 50 - 60%)	1 - 4
지방질(전체 열량 중 < 30%)	1 - 4
포화 지방(전체 열량 중 < 10%)	1 - 4
단백질(0.8 - 1.0 g/kg/day, 전체 열량 중 ~ 18%)	1 - 2
단백질(0.6 - 0.8 g/kg/day, 전체 열량 중 ~ 10%)	3 - 4
콜레스테롤(200 mg/day)	1 - 4
나트륨(<2,000 - 2,300 mg/day, 소금으로 5 - 6 g/day)	1 - 5
칼륨(>4,000 mg/day, 혈청 칼륨 3.5 - 5 mEq/L 유지)	1 - 2

영양소	만성 신장병 병기
칼륨(2,000 – 4,000 mg/day, 혈청 칼륨 3.5 – 5 mEq/L 유지)	3 – 4
칼슘(1,200 mg/day)	3 – 4
인(0.8 – 1.2 g/day)	1 – 2
인(0.8 – 1.0 g/day)	3 – 4
섬유질(20 – 35 g/day)	1 – 4
비타민 D(혈청 비타민 D 수치가 < 30 ng/mL이면 보충을 권장함)	

일반적으로 사구체여과율이 60 ml/min/1.73 m^2이상인 만성 신장병 1기와 2기는 염분을 줄여서 먹는 것 외에는 식사제한이 필요 없지만, 사구체여과율이 30 ml/min/1.73 m^2 미만으로 감소하면(만성 신장병 4–5기) 단백질의 섭취 제한이 필요합니다. 권장되는 단백질 섭취량은 체중 Kg 당 0.6 – 0.8 g이며, 섭취량의 2/3이상은 필수 아미노산이 풍부한 질이 우수한 동물성 단백질을 섭취하도록 하며 소변으로 단백질이 많이 빠져 나가는 경우는 보통 빠져나간 양 만큼 추가하도록 합니다. 충분한 열량 섭취가 필요하며, 단백질 섭취를 제한하면서 열량 섭취를 늘리기 위해서는 단백질이 포함되어 있지 않은 단순당(예: 설탕, 꿀, 젤리)과 지방의 사용을 증가시키도록 한다(그러나 당뇨병이 동반되어 있는 경우는 혈당 조절에 유의 하면서 섭취해야함). 또한 앞에서 언급한 바와 같이 신장 기능이 정상의 20% 이하로 감소되면 칼륨의 요 중 배설이 감소되어 혈청 칼륨의 농도가 상승하기 시작하는데 그 정도가 심해지면 치명적인 심부정맥이 유발될 수 있으므로 신부전 상태의 환자들은 항시 혈청 칼륨 농도에 유의하면서 칼륨이 많이 함유된 야채나 과일들의 섭취를 제한하여야 하며 같은 양을 섭취할 경우 가급적 3끼에 나누어서 섭취하도록 합니다. 인 섭취의 경우 신기능이 25% 미

만으로 떨어질 때 까지는 혈액 검사상 정상 수치를 보이는 경우가 대부분이나 뼈에 오는 이상은 이미 시작되어 진행을 하고 있습니다. 많은 대학병원들은 만성 신장병 환자들을 위한 식이요법 교육이나 강좌를 정기적으로 시행하고 있으므로 이를 이용한 올바른 정보와 교육을 받는 것이 식이 요법을 실천하는데 많은 도움이 될 수 있습니다.

만성 신장병으로 마지막 단계(만성 신장병 5기, 사구체여과율 15 ml/min/1.73 m^2 미만)인 말기신부전증 상태에 다다르면 입맛이 떨어지고 영양실조가 발생하게 되는데 심한 단백질 결핍 및 영양 장애는 최근 조기 혈액투석 치료에 의해 과거보다 많이 감소되었지만 아직도 흔하게 발생하고 있습니다. 단백질 결핍 및 영양장애의 주원인은 단백질과 열량을 충분히 섭취하지 못하는데 있으며, 이 외에도 신기능 부전 그 자체에 의하여 단백질 생성 과정이 차단되는 것과 심한 단백뇨의 발생도 중요한 요인이 될 수 있습니다. 만성 신장병으로 요독증이 심해지면 고혈당이 생길 수도 있고 저혈당이 생길 수도 있는데 혈당 증가의 원인들로는 말초 조직에서 인슐린의 작용 효과의 감소, 체내에서 포도당 합성의 증가, 간으로부터 포도당의 방출의 증가 등이 관여하기 때문 입니다. 한편, 만성 신장병에 의한 요독증에서는 신부전의 정도가 진행될수록 신장에서 인슐린이 제거되지 않아, 혈중 인슐린 농도가 증가하므로 저혈당이 생길수도 있습니다. 다시 말해서 만성 신장병에서 고혈당과 저혈당의 상이한 두 가지 현상이 공존할 수 있는데 인슐린으로 치료 받던 당뇨병환자에서 만성 신장병이 병발한 경우 신부전이 진행 할수록 신장에서의 인슐린 제거가 감소하여 저혈당이 올수 있으므로 인슐린 투여량을 필히 재조정하여야 합니다. 요독증 환자에서 혈청 중성지방과 지단백질 치는 증가되어 있으나 콜레스테롤 치는 정상인 경우가 많으며, 만성 신장병에서는 위에 언급한 탄수화물과 지질대사 장애가 동맥경화증 유발에 깊이 관여하는 것으로 알려져 있습니다. 따라서 만성 신장병 환자의 식이 요법은 만성 신장병 3기 부터 환자들에게 교육을 통하여 실천을 유도할 필요가 있으며 투석을 시작하는 단계에서는 더욱더 철저하게 지키도록 노력하여야 합니다(표 9). 혈액투석은 일반적으로 매일 시행하지 않고 하루 혹은 이틀 걸러 시행하여 보통 일주일에 3회 정도 시행하는 것이 일반적으로 시행하는 치료방법 입니다(환자의 상태에 따라 주 2회에서 4회까지 가능). 대부분의 혈액 투석환자는 신장의 배설 기능이 거의 소실되어 있으므로 식이 조절을 잘 못하는 경우 투석과 투석 사이에 배설되지 못하고 체내에 축적되는 노폐물로 인하여 요독 증상이 나타나고, 전해질 및 수분의 불균형이 올 수 있으므로 건강한 투석 생활을 위하여서는 식이 요법을 잘 지키는 것이 필요합니다. 투석을 시작하면 음식을 막 먹어도 상관없다고 생각하는 환자분들이 많이 있는데 이것은 큰 오산입니다. 식이 요법의 목적은 좋은 영양 상태를 유지하고, 투석과 투석 사이에 노폐물과 수분이 너무 많이 쌓이는 것을 막아주며, 투석 중 손실되는 영양소를 보충해서 체중을 일정하게 유지 하고, 혈압은 정상 범위로 조절하여 합병증을 예방하며 건강한 투석 생활 및 사회생활을 유지하는 데 있습니다.

표 9 ● 만성 신장병 환자의 식이 요법 원칙

1. 충분한 열량 섭취
2. 단백질 섭취 제한
3. 염분 섭취 제한
4. 칼륨 섭취 제한
5. 인 섭취 제한
6. 수분 섭취 조절
7. 수용성 비타민과 무기질의 보충

충분한 열량 섭취

만성 신장병 환자의 열량 필요량은 체중 Kg(표준체중)당 1일 30−35 kcal 정도의 열량이 필요하며, 혈액투석 환자의 열량 필요량도 투석전과 다르지 않습니다. 만성 신장병 1−3기에는 뚜렸한 식욕 부진이 없는 시기여서 충분한 열량 섭취가 가능 합니다. 그러나 만성 신장병 4기 이상으로 진행하면 흔히 식욕부진, 메스꺼움, 구토 등의 증상으로 충분한 음식 섭취가 잘 되 않아서 필요한 열량 공급이 되지 않아 체지방을 쓰게 되며, 나중에는 근육 조직에 있는 단백질을 쓰게 되면 근육 단백질 의 분해가 일어나 근육이 위축이 오며 체중이 줄게 됩니다. 만성 신장병 4기에서 5기로 진행하게 되면 요독 증상을 최소화하기 위해 단백질 섭취를 제한하는 식이 요법을 적용하게 되는데 이때에 단백질을 포함하는 다른 식품도 제한이 많이 되면 열량 부족으로 단백질 – 열량 영양실조가 잘 올수 있으므로 우리 몸에 필요한 열량을 적절히 공급하기 위해서는 단백질 제한을 하면서 탄수화물과 지방을 적절히 공급하여 하루에 필요한 칼로리를 공급해 주어야 합니다. 영양실조는 투석전 환자보다 혈액투석을 시행하는 환자에서 더 현저하게 나타나는데, 투석하는 동안 영양소 손실 등으로 인해 체중감소나 근육의 소실이 일어나며, 근육 단백질의 분해는 체내 노폐물을 증가시키는 결과를 초래합니다. 그러므로 단백질이 열량원으로 사용되는 것을 예방하기 위해서는 식사 시 지방, 단순 당(젤리, 꿀, 사탕 등)과 같은 열량 급원 식품의 사용을 증가시키도록 하며(단 당뇨병이 병발된 경우는 혈당 조절을 위해 단순 당 섭취를 조절해야함) 혈액투석 환자의 경우 적절한 식사를 하는지 알기 위하여 투석 후에 반드시 몸무게를 기록하는 습관이 필요합니다. 체중 감소를 방지하고 정상체중을 유지하기 위하여 적절한 열량을 섭취해야 하며 단백질 – 열량 영양실조가 발생하지 않도록 주의 하여야 한다. 단백질 이화작용을 막기 위해서 충분한 열량 섭취가 필요하지만 단순당(꿀, 설탕, 젤리 등)과 포화지방산, 콜레스테롤이 많이 함유된 식품의 섭취는 주의하여야 합니다.

Q 열량(칼로리)이란 무엇인가?

우리 몸은 음식물을 섭취하여 생기는 열량(칼로리)을 에너지원으로 이용하여 활동하고 체온을 유지함으로서 생명을 유지합니다. 우리가 섭취하는 음식에는 탄수화물, 지방, 단백질이라는 3대 영양소가 들어 있어서 이것을 체내에서 연소하여 열량을 만들어 냅니다. 탄수화물(곡류, 설탕, 꿀, 젤리 등) 이나 지방(식물성 기름, 마가린, 버터, 마요네즈 등)이 많이 포함된 음식은 주로 열량을 공급하는데 이용되고, 단백질(육류, 가금류, 생선, 우유, 계란 등)은 열량으로 이용이 되기도 하고 혈액이나 체세포를 만드는데 쓰입니다. 열량이 부족하면 혈액이나 체세포를 만드는 단백질과 체세포를 연소하여 부족한 열량을 만들게 되므로 근육과 같은 체세포가 위축이 오며 혈액내의 알부민과 같은 단백질이 소모되어 영양실조 상태가 됩니다.

Q 단순당과 지방을 이용하여 열량을 증가 시키는 방법

- 사탕, 젤리, 꿀 등 단순 당을 간식으로 이용합니다.
- 음료수에 설탕이나 전분류, 전분 가공 식품 등을 첨가합니다.
- 가능한 물 대신에 사이다 등의 단 음료수를 마시는 것이 좋습니다(당뇨병이 병발되어 있는 경우는 예외).
- 빵, 떡 등의 간식을 먹을 때 설탕, 꿀, 잼 등을 발라 먹습니다.
- 식품 조리시 볶음, 전이나 튀김 요리를 자주 이용합니다.

적절한 체중을 유지합니다(정상 체중은 혈압과 혈당을 조절하고 혈중 지방을 낮춥니다).

간편한 표준 체중 구하는 공식 : 표준 체중 = (키 − 100) × 0.9

비만도(%) : 현재 체중/표준 체중 × 100

표준 체중과 현재 체중의 비율	비만도 평가
90% 이하	저체중
91% - 110%	정상체중
111% - 119%	과체중
120% 이상	비만

체질량지수(Body Mass Index)로 비만도를 측정하는 방법

$$\text{BMI}(\text{Kg/m}^2) = \frac{\text{체중(kg)}}{\text{키}^2(\text{미터})}$$

- 세계보건기구 기준
  - 비만 : 30이상
  - 과체중 : 25이상
- 대한비만학회 기준
  - 고도비만 : 35이상
  - 중등도 비만 : 30−35
  - 경도 비만 : 25−30
  - 과체중 : 23−24.9
  - 정상 : 18.5−22.9
  - 저체중 : 18.5미만

체질량 지수와 사망위험도의 상관성

서양인, 젊은 사람에게는 잘 맞으나 동양인, 노인에게는 다소 맞

지 않는다는 주장이 있으며 한국인을 포함한 동아시아인을 대상으로 한 연구 결과에서는 체질량지수가 22.5 이상 27.5 미만일 때 사망 위험도가 가장 낮았다는 연구 결과가 있음

Q 콜레스테롤이란?

콜레스테롤이란 담즙산, 호르몬, 비타민 D를 합성하는데 쓰이는 지방의 일종이나. 콜레스테롤은 식사에서 뿐만 아니라 간에서도 만들어지며 우리 몸은 일정한 콜레스테롤 수준이 유지되도록 조절되고 있다. 그러나 너무 많이 섭취하면 심혈관계 질환의 위험이 높아지므로, 비만이거나 심혈관 질환이 있는 경우에는 콜레스테롤이 많은 식품을 자주 섭취하지 말아야 한다. 콜레스테롤은 식물성 식품에는 없고, 동물성 식품에만 있으며 특히 간 및 내장고기, 달걀 노른자, 오징어, 생선알, 굴, 새우 등에 많다.

Q 식이 콜레스테롤과 혈액 내 콜레스테롤과의 관계는?

지방이 포함된 모든 음식에는 스테롤이라는 성분이 있는데 특히 우리가 섭취하는 동물성지방 식품에 있는 것을 식이 콜레스테롤이라 한다. 이러한 식이 콜레스테롤을 다량 섭취하면 혈액 내 콜레스테롤 치가 높아진다.

Q 식이콜레스테롤을 가지고 있으나 우리 몸에 좋은 기름을 가지고있는 식품은?

생선류 특히 꽁치, 고등어, 참치, 삼치, 정어리 등 등푸른 생선류

식이콜레스테롤은 어느 정도 섭취해야 하나?

1일 콜레스테롤 섭취는 200 mg 이하로 제한하는 것이 좋으며, 이를 위해서는 콜레스테롤이 다량 함유된 식품의 섭취를 줄이도록 한다. 식이콜레스테롤을 200 mg 이하로 섭취하려면 콜레스테롤이 많이 함유 된 식품은 주 2회 이하로 소량만 섭취한다. 유제품은 저지방 우유 또는 탈지우유, 두유로 섭취한다. 간식은 가급적 콜레스테롤이 없는 식품 중에서 선택하며 포화지방산 섭취를 줄인다.

콜레스테롤 함유식품

구분	많은식품	중정도이하 식품	없는 식품
곡류군	달걀, 버터가 많이 들어간 생크림케이크, 도넛, 비스켓, 크림빵, 버터로 튀긴 팝콘		곡류, 기름기 적은 국수류
어육류군 가금류 난 류	간, 곱창, 허파 등 내장류, 생선알(명란젓) 및 내장류(창란젓, 아가미젓), 오징어, 문어, 낙지, 전복, 새우, 굴, 장어, 미꾸라지, 달걀노른자, 메추리알, 오리알	살코기(소, 돼지, 닭 등), 고등어, 명태 등 생선류, 조개류	두부, 콩류
채소군			모든 채소류, 해조류, 버섯류
과일군			모든 과일류
지방군	마요네즈, 버터	쇼트닝	식물성 기름
우유군	치즈, 요거트, 아이스크림, 연유, 커피 프림	우유(일반우유), 저지방 우유	두유

단백질 섭취 제한

단백질은 우리 몸의 성장, 재생, 유지에 꼭 필요한 물질입니다. 음식으로 섭취하는 단백질은 우리 몸에서 아미노산으로 분해된 후 우리 몸에 필요한 단백질을 합성하는데 쓰입니다. 우리 몸에 필요한 단백질을 합성하기 위해서는 체내에서 만들 수 없는 필수 아미노산(리우신, 아이소리우신, 발린, 트립토판, 라이신, 트레오닌, 페닐알라닌, 메치오닌, 히스티딘, 아르기닌)을 반드시 음식으로 섭취해야 합니다. 필수 아미노산을 충분히 섭취하지 못하면 단백질 결핍 상태가 되고, 근육이 마르고, 혈액속의 알부민 수치가 떨어지는 단백질 영양실조 상태가 됩니다. 만성 신장병 환자에서 단백질 섭취 제한은 영양실조를 피하면서, 요독 증상은 줄이고, 신기능 저하 속도를 줄이는데 목표가 있습니다. 정상 성인은 1일 체중 Kg 당 0.8 g의 단백질 공급이 필요하나 만성 신장병 환자에서는 단백질 공급량을 줄이고 우리 몸에 잘 이용이 되는 고생물가 단백질을 공급함으로서 질소화합물의 노폐물 생성은 줄이고 단백질 영양은 유지하는 식이 요법이 필요한 것입니다(체중 Kg 당 0.6 g의 단백질을 공급하면서 이중 고생물가 단백질로 체중 Kg 당 0.35 g을 공급하도록 식단을 짠다). 예를 들면 체중 70 Kg 나가는 환자의 경우 하루 42 g으로 단백질을 제한 하는데 밥 3공기(6×3 − 18g), 우유 200ml(6 g), 계란 1개(8 g), 소고기 살코기 50g(10 g)을 먹게 되면 하루 필요한 단백을 섭취하게 됩니다. 투석전의 만성 신장병의 경우 단백질 섭취를 제한하지만, 투석을 시작하게 되면 오히려 단백질 소실이 많은 경우에는 그만큼 더 보충을 해주어야 합니다. 혈액투석의 경우 투석을 시행하는 동안에 단백질이 소실되므로 알맞은 양의 단백질을 매끼니 섭취해주어야 하며, 복막투석의 경우는 복막투석액을 통한 단백질 소실이 많으므로 그 만큼 더 보충해줄 필요가 있습니다. 혈액투석 환자의 1일 단백질 섭취량은 표준체중 60 kg의 성인을 기준으로 60 – 70 g 정도이며, 요소 질소를 적게 생성하고, 체내 단백질의 효율을 향상시키기 위해 고생물가의 동물성 단백질(고기, 생선, 계란, 우유 등)을 섭취하도록 합니다. 우유는 칼륨과 인이 많기 때문에 하루 1컵(200 cc) 이하를 마시도록 합니다. 그러나 너무 많은 단백질을 섭취하면 단백질 대사로 인하여 혈액 내 노폐물이 많이 쌓이게 되고 피로, 메스꺼움, 식욕부진 등의 요독 증상을 일으킬 수 있습니다.

Q 필수아미노산이 높은 음식은 어떤 것 들이 있나?

필수아미노산이 50% 이상 함유된 단백질을 고생물가 단백질이라고 부릅니다. 이러한 단백질 식품으로는 우유, 육류, 가금류, 어류, 계란 등이 있습니다. 콩과 곡식 같은 식물성 식품에 함유된 단백질은 단백질 함량과 생물가가 낮으므로 충분한 필수아미노산을 공급하기 위하여 많은 양을 섭취해야 하므로 피하는 것이 좋습니다.

염분 섭취 제한

투석전 만성 신장병 환자의 경우 염분 섭취량은 소금으로 하루 5–6 g 미만을 섭취하는 것이 부종을 예방하고 혈압을 관리하는 중요한 식이 요법입니다. 신기능이 점진적으로 감소하여 만성 신장병의 마지막 단계에 이르면 염분에 매우 예민해지고, 잔존 신기능이 거의 없어서 혈액 투석을 정기적으로 시행하는 환자들은 염분을 과량 섭취하면 매 투석 사이에 염분이 축적되어 혈압을 상승시키고, 갈증을 유발시키며, 과량의 수분 섭취로 이어져 체중 증가를 초래하고, 심한 경우 폐에 물이차서 호흡 곤란을 유발하는 폐부종이 생길 수 있습니다. 폐부종은 응급 투석을 필요로 하는 경우가 많기 때문에 투석을 시작한 환자들은 매우 조심하여야 하는 증상입니다. 혈액투석 환자의 경우 환자의 상태에 따라서 염분제한의 정도는 차이가 있으나, 소금은 1일 5 – 6 g(나트륨 양으로 2,000 – 2,300 mg) 이하로 제한합니다. 자연 식품

자체가 함유하고 있는 염분량(소금량) 약 2 g을 고려하면 한 끼 식사 시 조리에 사용하는 염분(소금)은 1 g 정도가 바람직합니다. 일부 환자들 중에는 혈액 투석 도중에 짠 음식을 먹는 경향이 있으나, 이는 투석 후까지 심한 갈증을 유발하여 체중 증가와 부종의 원인이 되므로 주의해야 합니다. 수분과 더불어 염분(소금) 조절의 목표는 매 투석 간 체중 증가가 하루에 0.5–1 kg을 초과하지 않는 범위에서 유지하는 것입니다.

염분섭취 제한 시 고려사항

Q 염분(소금) 제한 시 가급적 피해야 할 식품은?

- 김치류, 젓갈류, 장아찌 등의 염장식품
- 화학조미료, 베이킹 파우더가 많이 들어간 음식
- 햄, 베이컨, 어묵, 통조림 등의 가공식품
- 인스턴트 식품

Q 염분은 적게, 음식은 맛있게 조리하는 요령은?

- 염분이 적은 양념은 충분히 사용하여 조리합니다.
  - 겨자, 와사비, 고춧가루, 후추가루, 카레가루, 파, 양파, 마늘, 생강, 무즙,
- 신맛과 단맛(설탕, 꿀, 식초, 레몬즙)을 적절하게 이용하여 소금을 넣지 않아도 먹을 수 있도록 합니다(설탕, 꿀, 녹말의 경우 당뇨 환자라면 소량만 사용하십시오).
- 식물성 기름(참기름, 식용유 등)을 사용하여 튀기거나 볶아서 고소한 맛과 열량을 증진시키도록 합니다.
- 허용된 염분(소금, 간장)을 한 가지 음식에만 넣어서 조리하도

록 합니다.

- 식사 바로 직전에 간을 하여 짠맛을 더 느낄 수 있도록 합니다.

염분 섭취를 줄이는 방법은?

- 조리할 때 소금, 간장, 된장, 고추장 등을 줄여 넣는다.
- 식탁에서 소금을 더 넣지 않는다.
- 짜게 조미된 김치, 장아찌, 젓갈, 가공된 소시지 및 햄, 런천미트, 치즈, 생선 통조림 등의 섭취를 피하도록 한다.
- 음식 조리시 화학조미료는 사용하지 않는다.
- 하루 종일 먹을 수 있는 김치의 양은 김치나 깍두기 4 – 5쪽 정도 입니다.
- 생선을 조리할 때는 소금을 뿌리지 말고 굽거나 식물성 기름에 튀겨서 먹도록 합니다.
- 물미역, 파래 등은 생것으로 먹지 않도록 하고 조리 시 소금기를 미지근한 물에서 충분히 빼도록 한다.
- 김에는 소금을 뿌리지 말고 들기름이나 참기름을 발라 굽는다.
- 된장찌개, 김치찌개와 짠 국의 국물은 먹지 않도록 하고 조리 시 에도 싱겁게 간을 맞춘다.
- 다음 표(저염식사 시 제한식품)에 따라 식품을 선택하도록 한다.

저염식사 시 제한하는 식품들

식품	제한식품
곡류	소금을 넣고 조리한 곡류
빵류	소금, 베이킹파우더, 소다를 넣고 만든 빵

식품	제한식품
고기, 생선류	통조림, 소금에 절인 고기나 생선, 베이컨, 햄, 장조림, 졸인 생선이나 치즈 등
달걀류	소금을 넣은 달걀요리
채소류	김치, 깍두기, 장아찌, 통조림, 채소, 해조류
지방류	버터, 마가린
과일류	과일통조림
당류 및 후식류	케이크, 베이킹파우더, 소다를 넣은 과자
음료수	통조림에 들어있는 채소즙 (채소주스, 토마토주스)
기 타	마요네즈(소금을 넣은 것), 화학조미료

※ 자연식품 중에서 염분 함량이 많은 식품은 소의 콩팥, 심장, 뇌 등의 내장류와 조개, 새우, 게, 해삼 등의 해산물이다.

칼륨 섭취 제한

칼륨은 우리 몸에서 이온(K^+)의 상태로 세포내에 다량으로 존재하며 근육 및 신경의 기능 조절에 관여하는 전해질입니다. 혈액중의 칼륨은 너무 적거나 너무 많아도 생명 유지에 큰 영향을 미치는데 신장이 정상적으로 기능하는 상태에서는 많은 칼륨을 섭취하여도 소변으로 칼륨의 대부분(90% 이상)이 배설되고, 10% 정도는 땀과 대변으로 배설되기 때문에 혈청 칼륨 수치는 3.5 – 5.0 mEq/L 의 농도를 유지하고 있습니다. 그러나 말기신부전증 환자의 경우는 신장 기능이 감소되어 있어 소변으로 칼륨을 잘 배설하지 못하므로 혈액 내의 칼륨 농도가 높아지게 됩니다. 투석전 만성 신장병 4 – 5기 환자나 투석 환자에서 고칼륨혈증이 나타나는 원인들로는 주로 칼륨이 많이 함유된 음식을 과잉 섭취하거나, 투석량 부족(투석 시간을 줄여서 하는 경우), 소화관내 출혈 등이 있습니다.

고칼륨혈증이 있을 때 나타나는 증상은?

혈중 칼륨 농도의 급격한 상승은 신체 및 심장 근육의 수축 및 이완에 영향을 미치게 되고, 치료하지 않은 채 그대로 방치해 두면 심장 마비라는 생명을 위협하는 합병증을 나타낼 수 있으므로 곧 바로 치료를 시행하여야 합니다. 신경-근육계 증상으로는 감각 장애, 손발과 입술의 저림 증상, 둔한 감각이 나타날 수 있고, 근육의 허약감 및 근육경련이 나타날 수 있습니다. 위장관계 증상으로는 속이 메스껍고, 설사, 장 경련 증상이 나타날 수 있으며, 심장 혈관 계통의 증상으로는 부정맥, 혈압 강하, 심근 수축력이 약화되면서 심장 마비가 올 수 있습니다.

저칼륨혈증이 있을 때 나타나는 증상은?

반대로 혈중 칼륨 농도가 너무 낮아지면(칼륨 < 3.0 mEq/L) 신경 계통의 증상으로 피로감, 권태감, 감각이상이 생기고, 위장관계 증상으로는 입맛이 없고, 토하는 증상이 생길 수 있으며, 장운동이 감소되면서 변비와 장폐쇄증이 올수도 있습니다. 심혈관 계통의 증상으로는 맥박이 느리고 약하며 부정맥과 저혈압이 나타나고, 호흡기 계통의 증상은 호흡근의 수축력 약화로 얕은 호흡을 하게 됩니다.

만성 신장병 환자의 칼륨 조절을 위한 식사 요법은 어떻게 하나요?

만성 신장병 환자에서는 저칼륨혈증 보다는 주로 고칼륨혈증이 많이 나타나므로 칼륨의 과잉 섭취에 주의하여야 하며 고칼륨혈증시 나타나는 증상에 주의를 기울여야 합니다. 칼륨에 대한 두려움으로 인해 무엇을 먹어야 할지 고민할 때가 많은데 고칼륨혈증 예방을 위한 식사 요법은 조금만 주의를 기울이고 음식 선택을 잘 한다면 충분히 극복할 수 있습니다. 칼륨은 단순당과 지방질을 제외한 모든 식품에 대부분 함유되어 있는데 주로 마른 과일, 견과류, 감자, 고구마, 밤, 야채류, 과일 등에 많이 들어 있습니다. 칼륨 섭취를 조절하는데 있어서 중요한 점은 칼륨이 많이 들어있는 식품들을 한꺼번에 많은 양을 섭취하지 말고 간격을 두고 소량씩 먹도록 하고 칼륨을 줄여서 섭취할 수 있는 조리 방법을 선택하는 것 입니다. 야채나 과일도 상대적으로 칼륨이 적은 쪽을 선택하면 칼륨 섭취량을 줄일 수 있습니다.

Q 칼륨 섭취를 줄이는 조리법:

● **야채 섭취 시 주의 사항** 칼륨은 수용성 물질이므로 물에 오래 담가 두거나 데쳐내면 그 함량을 줄일 수 있습니다. 조리법에 따른 칼륨 제거 효과를 보면 날 것에 비해서 얇게 썰어서 흐르는 물에 씻은 것은 10% 정도, 물에 담갔다가 데친 것은 30 – 50% 정도의 칼륨 함량을 줄일 수 있다고 합니다. 일반적으로 채소의 잎 보다는 껍질이나 줄기에 칼륨이 많으므로 껍질을 벗기거나 잎만 사용합니다. 잎이 큰 야채 보다는 열매로 생긴 야채를 사용하고, 초록색이 진한 야채 보다는 연두색, 흰색 위주의 야채를 조리에 사용하는 것이 좋습니다.

● **야채 조리 시 칼륨을 제거하는 방법** 채소의 10배 이상의 미지근한 물에 채소를 최소 2시간 이상 담갔다가 행군 후에 조리하시거나 채소의 5배되는 물에서 데치거나 삶은 뒤 여러 번 행궈서 조리하면 칼륨을 많이 제거 할 수 있습니다. 채소는 잎 보다 껍질이나 줄기에 칼륨이 많

이 포함되어 있으므로 껍질이 있는 재료는 껍질을 제거하고 사용하시면 좋습니다.

● **과일 섭취 시 주의 사항** 과일은 비타민도 많지만 칼륨, 인, 수분도 많이 포함되어 있어 섭취에 제한이 필요한데 과일의 껍질은 꼭 벗기고 1일 섭취량을 준수해야 칼륨의 과잉 섭취를 막을 수 있습니다. 과일을 통조림 형태로 섭취하게 되면 가공 과정 중에 칼륨 함량이 줄고 열량 보충에 필요한 당분이 포함되어 있어 열량 증가에 도움이 될 수 있습니다(주의하실 것은 당뇨병으로 인한 만성 신장병의 경우 단순 당 함량이 높아 혈당을 증가 시킬 수 있으므로 이 경우에는 섭취를 제한해야 합니다). 일반적인 과일의 1일 섭취량은 다음과 같습니다[사과 1/2개, 딸기 10개, 포도 20알, 거봉 10알, 오렌지 1/2개, 오렌지 주스 1/2컵(100 ml), 수박 1쪽].

● **어-육류 섭취 시 주의 사항** 생선이나 육류는 날것으로 먹지 말고 가열하여 조리한 것을 먹도록 합니다.

● **기타 음식 섭취 시 주의 사항** 주식으로는 잡곡류를 피하고 흰 쌀밥을 먹도록 하며 열량 보충을 위하여 사탕을 먹을 경우 초코렛이나 견과류(호두, 잣, 땅콩), 코코넛, 건포도 등이 함유된 사탕은 먹지 않도록 하며, 간식을 할 때에도 칼륨이 많이 들어 있는 음식은 피하도록 합니다.

● **칼륨 함량이 많아 섭취를 주의해야 하는 식품** 그림 5 참조

곡류

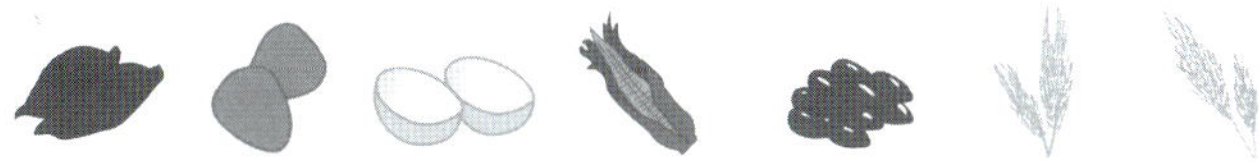

고구마 감자 토란 옥수수 검정쌀 보리 현미

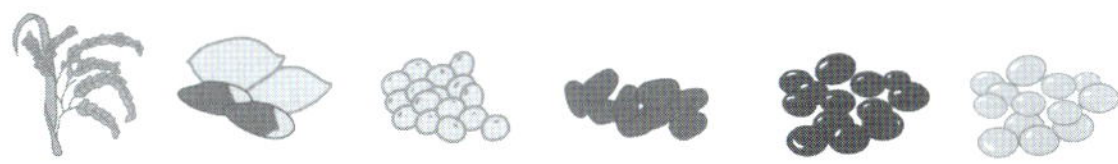

율무 은행 차수수 팥 검은콩 노란콩

견과류

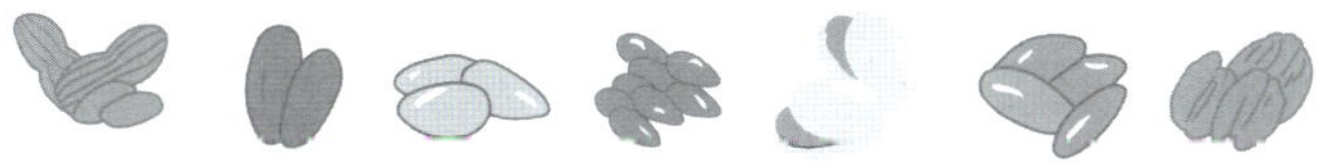

땅콩 아몬드 잣 참깨 피스타치오 해바라기씨 호두

과일류

저칼륨군 : 1일 2–3회 섭취

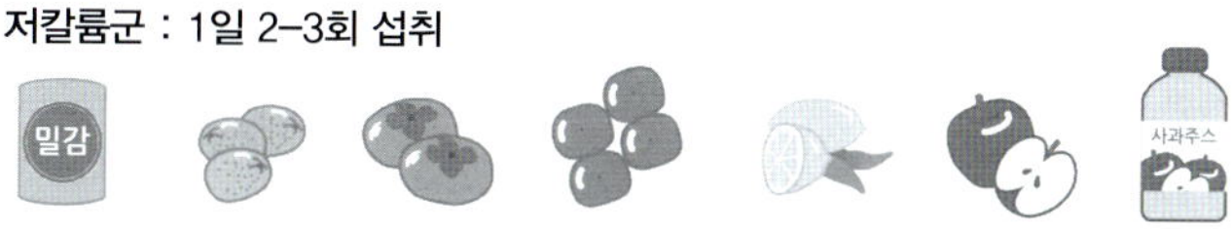

귤(통) 금귤 단감 연시 레몬 사과 사과쥬스

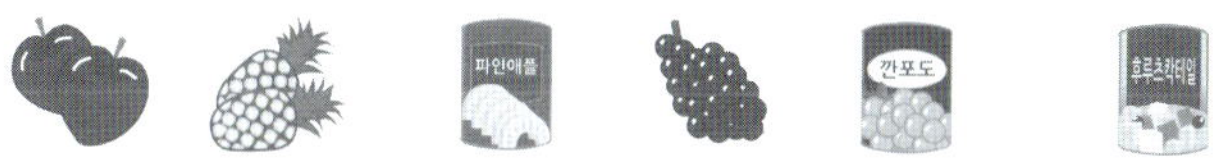

자두 파인애플 파인애플(통) 포도 깐포도(통) 후르트칵테일(통)

중칼륨군 : 1일 1–2회 섭취

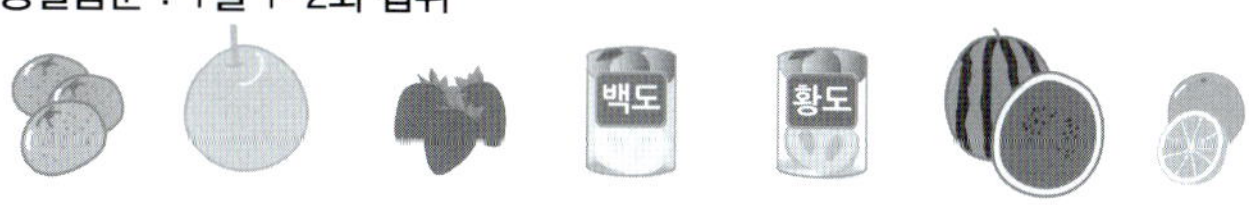

귤 배 딸기 백도 황도 수박 오렌지

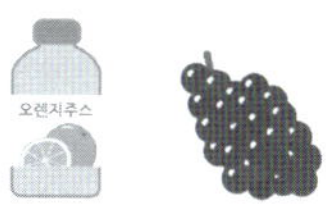

오렌지쥬스 포도(거봉)

고칼륨군 : 1일 1회 이하 섭취

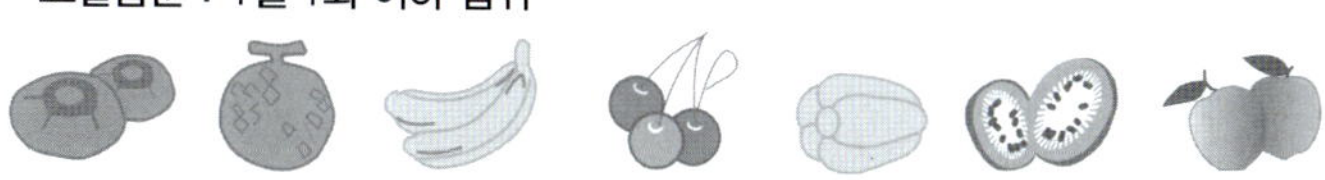

곶감 멜론 바나나 앵두 참외 키위 천도복숭아

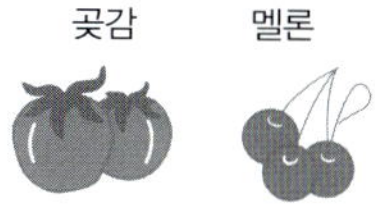

토마토 체리

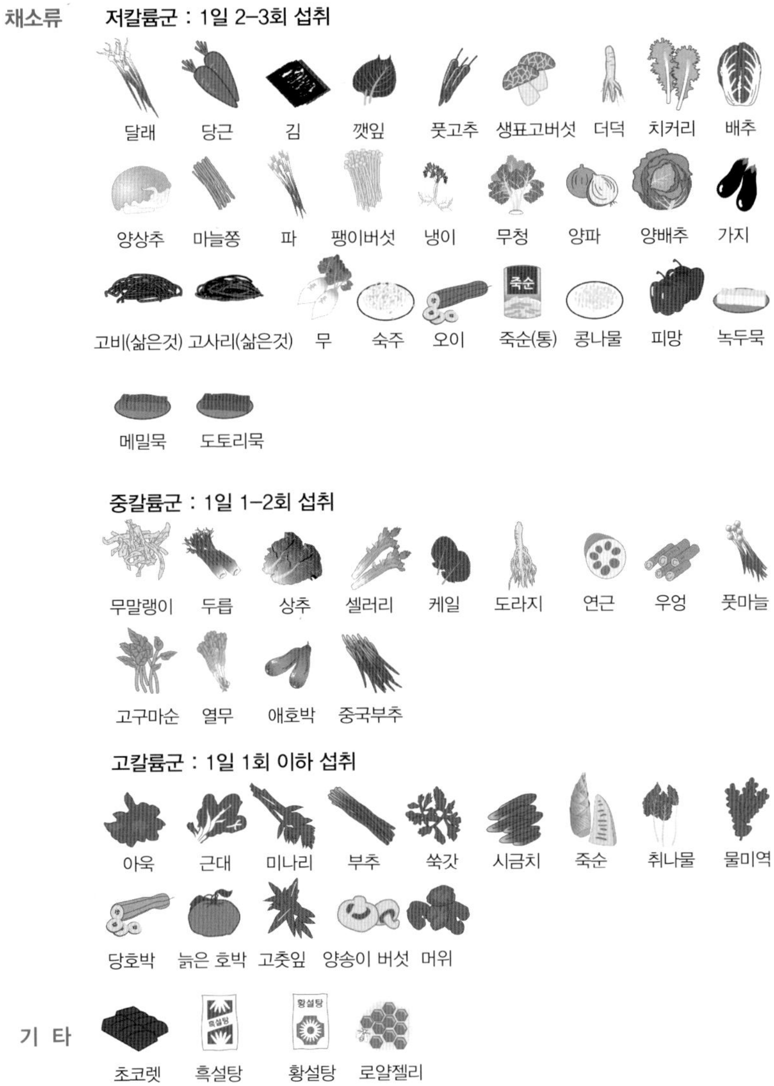
채소류
저칼륨군 : 1일 2–3회 섭취
달래 당근 김 깻잎 풋고추 생표고버섯 더덕 치커리 배추
양상추 마늘쫑 파 팽이버섯 냉이 무청 양파 양배추 가지
고비(삶은것) 고사리(삶은것) 무 숙주 오이 죽순(통) 콩나물 피망 녹두묵
메밀묵 도토리묵
중칼륨군 : 1일 1–2회 섭취
무말랭이 두릅 상추 셀러리 케일 도라지 연근 우엉 풋마늘
고구마순 열무 애호박 중국부추
고칼륨군 : 1일 1회 이하 섭취
아욱 근대 미나리 부추 쑥갓 시금치 죽순 취나물 물미역
당호박 늙은 호박 고춧잎 양송이 버섯 머위
기 타
초코렛 흑설탕 황설탕 로얄젤리

그림 5 ● 칼륨 함량이 많아 섭취를 주의해야 하는 식품

이영양증 이라고 하고 뼈가 약해져서 골절이 쉽게 됩니다. 뼈에서 녹아 나온 칼슘과 인이 혈액 속에 과잉으로 존재하면 이들이 서로 결합하여 신장, 심장, 혈관에 석회화가 일어나고 혈관 협착 및 폐쇄를 유발할 수 있습니다. 실제로 혈청 인 수치와 칼슘 수치의 곱이 70 이상이 되면 혈관, 피하조직, 심근, 안구 등을 비롯한 뼈 이외의 조직에 전이성 석회화를 초래할 수 있습니다. 사지 말단으로 가는 혈관이 막혀 혈액 순환이 방해되면 찬물에 손-발을 담그면 통증이 유발되고, 심하면 조직의 괴사가 일어나 말단 조직을 절단해야 하는 경우도 생길 수 있으며, 심장으로 혈액을 공급하는 관상동맥이 석회화가 일어나 막히면 협심증, 심근경색증 등이 발생할 수 있습니다. 대규모 임상 연구들에서 혈청 인이 증가하면 전체사망률 및 심혈관계 사망률이 증가하는 것으로 알려져 있어 적절한 수준으로 혈청 인 수치를 유지하는 것이 투석 환자 치료의 중요한 목표 입니다. 투석 환자에서 적절한 인의 목표치는 투석전 공복 혈청 인 수치를 3.5-5.5 mg/dL, 그리고 칼슘과 인의 곱을 55 mg^2/dL^2 미만으로 유지할 것을 권장하고 있습니다.

Q 고인산혈증의 치료는 어떻게 하나요?

혈청 인, 칼슘 및 부갑상선 호르몬의 관리는 만성 신장병 초기 단계부터 이루어져야 하지만, 신장 기능이 정상의 25% 이하로 감소하여야만 혈액 검사 상 인수치가 증가하는 것으로 나타나기 시작하기 때문에 이 단계에 이르면 더욱 세심한 주의가 필요합니다. 만성 신장병 초기에는 혈액검사 상 혈청 인 및 칼슘이 정상으로 나타기 때문에 일반적으로 육류와 유제품의 섭취를 제한하는 식사요법(하루 인 섭취를 600-800 mg 으로 제한) 만으로도 인의 축적을 피할 수 있으나 만성 신장병이 진행하여 신기능이 25% 이하로 떨어지면 인의 축적을 피하기 어려워집니다. 음식물을 통해서 들어 오는 인의 양은 대략 하루에 800 – 1,200 mg 정도 인데 육류와 유제품 제한 식을 하면 600 – 800 mg 정도 까지 줄일 수 있으나 더 이상 줄이는 경우에 단백질 섭취 제한이 심해져서 단백질 – 열량 영양실조를 초래할 수 있기 때문에 결국 효과적인 인 조절을 위해서는 투석 치료와 함께 식사요법 및 약물요법의 병행 치료가 권장되고 있습니다. 인은 우리가 먹는 대부분의 식품에 들어 있고 단백질 섭취 제한을 하는 투석전 만성 신장병 환자가 투석 시작 후 단백질 섭취를 늘리게 되면 인 섭취량도 자연적으로 늘어 나게 되어 인의 축적을 피하기가 어려워집니다. 투석치료를 시작하여도 투석을 통한 인의 제거에는 한계가 있기 때문에 인의 축적이 심한 환자들의 경우에는 식사요법과 약물 요법을 병용하여 혈청 인 수치가 목표치에 도달 할 수 있도록 교육을 할 필요가 있습니다. 음식을 통해 섭취하는 인의 양을 줄이기 위해서는 인이 많이 함유된 식품을 잘 알아야 하고 이들의 섭취를 가급적 줄이는 노력이 필요하며 불가피하게 많이 섭취하였을 때에는 인결합제를 복용하여 인의 흡수를 줄이는 노력을 하여야 혈청 인 수치를 목표치로 유지 할 수가 있습니다.

- **인이 많이 들어 있는 식품** 그림 6 참조

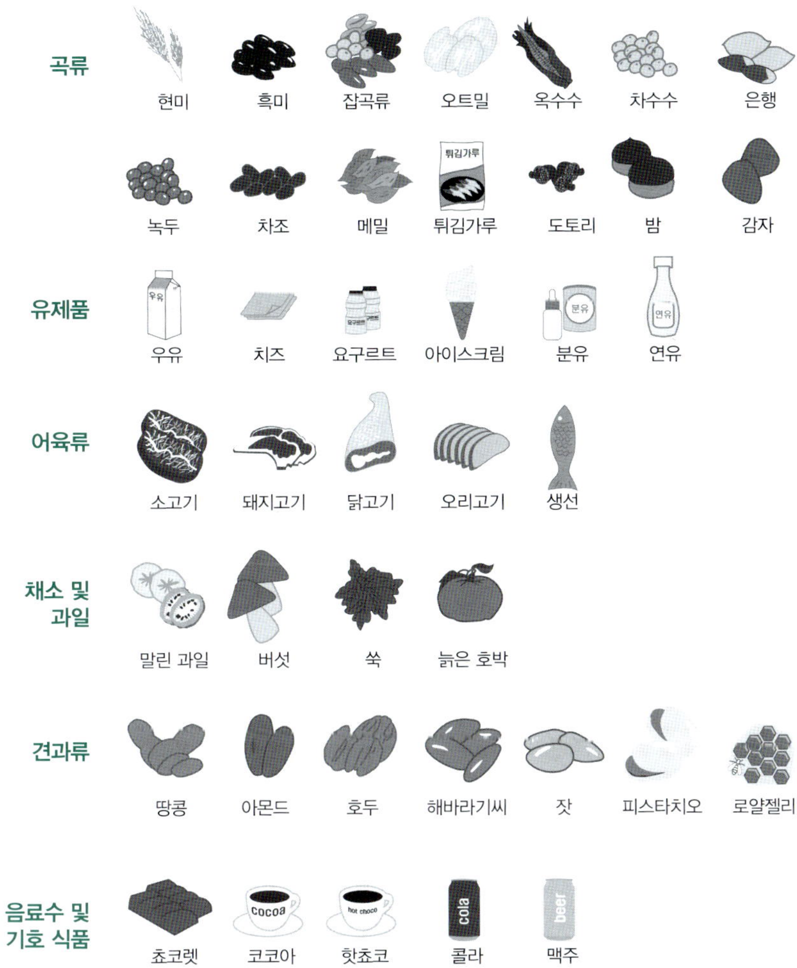

그림 6 ● 인이 많이 들어 있는 식품

수분 섭취 조절

투석전 만성 신장병 환자에서 수분을 얼마나 섭취하는 것이 좋은지는 아직 확실한 연구 결과가 없습니다. 혈액투석을 하게 되면 소변량이 점진적으로 감소하여 나중에는 거의 소변이 나오지 않습니다. 투석을 받고 있는 환자에서 소변이 나오고 있다는 것은 그 만큼 잔존 신기능이 유지되고 있다는 뜻입니다. 하루에 나오는 소변량 보다 지나치게 많은 양의 물을 마시게 되면 부종에 의해 체중이 증가하고, 심장에 부담을 주게 되며, 고혈압이 발생합니다. 또한 과다한 체중 증가 시에는 투석을 통해 많은 양의 수분을 제거해야 하므로 혈압저하나 근육경련 등을 일으킬 수 있습니다. 수분 조절의 목표는 매 투석 간 체중 증가가 2 kg 이내, 또는 하루에 0.5 – 1 kg을 초과하지 않는 범위 내에서 유지하는 것이 좋습니다. 그러므로 수분 섭취는 전일 소변량에 500 ml 정도를 더한 만큼 섭취하는 것이 좋습니다.

Q 우리가 섭취하는 수분의 종류는?

① 실온에서 액체 상태인 것(음료수, 우유, 국 국물, 얼음, 아이스크림 등)

② 과일이나 채소 등 식품자체에 들어있는 수분

③ 식품이 체내에서 대사되면서 생성되는 수분

Q 1일 수분 허용량은?

고형 식품에 들어있는 수분과 식품이 체내에서 대사되어 발생하는 수분을 합친 양이 대략 체내 불감수분 손실량(대변, 호흡, 땀 등으로 손실되는 수분량)과 거의 일치하므로 1일 허용 수분 섭취량은 전일 소변량 + 500 ml 정도 이므로 실온에서 액체 상태인 수분량으로 계산하면 됩니다.

Q 수분 섭취를 효과적으로 조절하기 위한 방법은?

- 가능한 짠 음식은 피하도록 한다.
- 1일 허용 수분량을 일정한 병에 담아 놓고 섭취한다.
- 물이나 국 국물, 음료수, 우유, 아이스크림 등의 액체 상태의 음식물을 섭취할 때 마다 1일 허용 수분량에서 그 양 만큼 덜어낸다.
- 물은 한꺼번에 마시지 말고 갈증을 해소할 수 있는 정도로 한 모금씩 마신다.
- 입안을 한번 행군 후 물을 마신다.
- 갈증이 심할 때에는 얼음 조각을 입안에 물고 서서히 녹여서 먹는다.
- 입안이 건조할 때에는 레몬 한 조각을 입안에 넣도록 한다.
- 갈증이 날 경우 껌을 씹거나 사탕을 녹여 먹도록 한다.
- 허용된 양의 과일을 차갑게 해서 먹거나 얼려 먹는다.

수용성 비타민과 무기질의 보충

많은 영양소의 제한으로 수용성 비타민 특히 티아민(비타민 B1), 리보플라빈(비타민 B2), 피리독신(비타민 B6), 엽산, 비타민C, 철 등의 섭취가 부족될 수 있으므로 엽산과 철이 포함된 비타민의 보충이 필요할 수 있다. 그러나 일반인을 위한 종합비타민제를 함부로 복용하여서는 안 되는데, 일반 종합 비타민에 포함되어 있는 몇몇 비타민은 신부전 환자에서 과량 축적이 되면 해로울 수 있기 때문이다. 만성 신장병 환자용 종합비타민은 Nephrovite^{R}, Renalmin 등 상품으로 나와 있으니 참고 하시기 바란다.

17

말기신부전증 환자의 신 대체요법에는 어떤 것들이 있나요?

만성 신장병은 여러 가지 원인에 의하여 콩팥기능이 상실되어 다시 회복될 수 없는 상태를 말한다. 만성 신장병 중에서도 콩팥 기능(사구체 여과율)이 15 ml/min 미만으로 감소되어 있는 경우를 말기신부전증이라고 부르며, 이때에는 신장 기능을 대신해주는 신 대체요법이 필요합니다. 물론 말기신부전증 단계에서도 보존적인 치료(식이 요법 및 약물 요법)를 잘 하면 바로 투석을 시작하지 않아도 얼마간은 지낼 수가 있으나 조금만 부주의해도 요독 증상이 심해지기 때문에 적절한 시기에 신 대체요법을 시작하여야 합니다. 신 대체요법에는 혈액투석, 복막투석, 신장이식의 세 가지 방법이 있습니다.

혈액 투석

혈액투석 치료는 환자의 혈액을 투석기계에 연결된 투석막에 통과시킨 후 정화된 혈액을 다시 환자의 체내에 주입해주는 치료 방법으로, 치료 과정을 통해 환자의 몸속에 과다하게 축적된 수분과 불필요한 노폐물을 제거해 주며, 전해질 불균형 및 산-염기 평형을 유지시켜 주는 치료 방법입니다.

현재 많이 사용되고 있는 투석막은 원통형의 첾버 속에 직경 200 – 300 μm의 속이 비어있는 모세관 다발이 10,000 – 15,000개가 묶여져 있으며 전체 표면적이 보통 1.3 – 2.0 m^2정도 됩니다. 투석막 내에는 현미경으로 볼 수 있을 만한 구멍이 있는데 이 막은 구멍보다 작은 입자는 통과하지만 더 큰 입자는 통과하지 못하게 하는 반투과막의 특징을 가지고 있습니다. 투석이라는 것은 투석막의 모세관을 경계로 안쪽으로 혈액이 흐르고, 바깥쪽으로 투석액이 반대 방향으로 빠른 속도로 통과하면서 모세관에 있는 작은 구멍을 통해 수분 및 전해질과 노폐물 같은 작은 입자들을 확산과 대류의 원리로 제거하는 과정입니다(그림 7). 여기서 확산이란 물질의 농도가 높은 곳에서 낮은 곳으로 이동하는 것을 말합니다. 치료 시간은 1회 4시간, 주 3회로 일주일에 12시간 투석하는 것이 표준 혈액투석 치료이며, 환자의 상태에 따라 투석 시간 및 주당 투석 횟수를 조절할 수 있습니다. 혈액 투석은 일반적으로 1주일에 3회(상황에 따라 2 – 4회) 병원에 내원하여 4 – 5시간 피

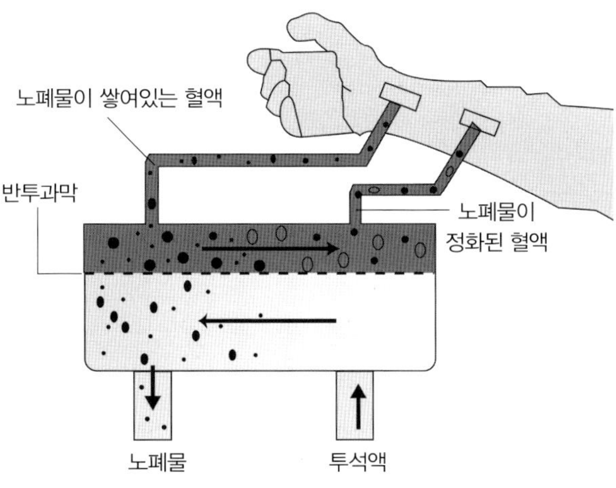

그림 7 ● 혈액투석의 원리

를 걸러줍니다.

혈액투석을 시행하려면 환자의 혈관에서 충분한 양의 혈액을 뽑아서 투석기를 통과한 후 다시 환자의 혈관을 통해서 돌려보내는 통로가 필요한데 이 통로를 '동정맥루'라고 합니다(그림 8). 효과적인 혈액투석을 시행하기 위해서는 1분에 200 – 300 ml 이상의 혈액을 환자 몸에서 빼내서 깨끗하게 정화시킨 다음 다시 몸 안으로 넣어 주어야 하는데 일반 말초 정맥 혈관으로는 충분한 혈액을 빼내기 힘들기 때문에 체내의 동맥과 정맥을 연결하여 주는 수술이(동정맥 문합술) 요구됩니다. 이러한 수술은 국소 마취로 수술실에서 하게 되며, 약 1시간 30분에서 2시간 가량 소요됩니다. "동정맥루"는 영구적인 것으로 자가혈관과 인조혈관으로 나눠지는데, 혈관의 종류는 환자의 혈관 상태에 따라 수술을 담당하는 혈관외과 의사가 결정하며 위치는 사지를 모두 사용할 수 있습니다. 가장 흔히 사용하는 곳은 팔의 전박이나 상박으로 보통 오른손잡이는 왼쪽 팔에, 왼손잡이는 오른쪽 팔에 수술하게 됩니다. 자가 혈관을 이용한 동정맥루 수술을 하게 되면 체내의 정맥 혈관

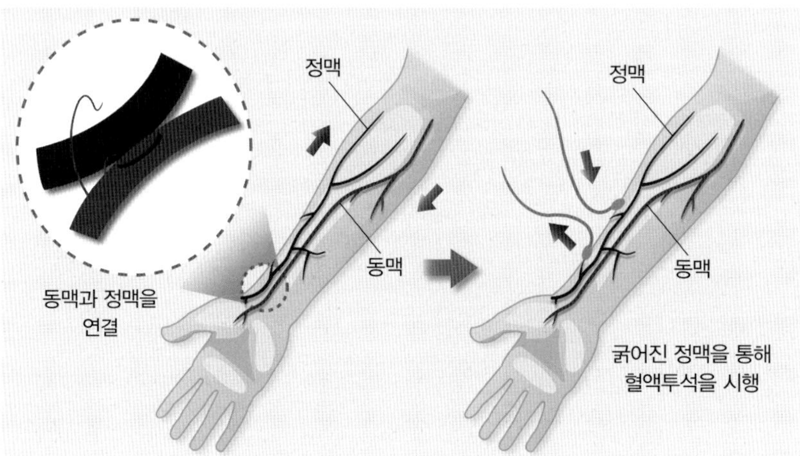

그림 8 ● 혈관통로(요골동맥 – 두부정맥 측측 문합 동정맥루)

에 동맥혈이 흐르게 되어 팔의 정맥이 커지고 피가 정맥 쪽으로 많이 흐르게 되며 압력이 높아집니다. 수술 부위를 만져보면 혈액 많이 흐르고 압력이 높아 짜릿짜릿 하거나 윙윙거리는 느낌이 느껴지며 수술 부위에 청진기를 대고 들어보면 윙윙거리는 소리가 마치 천둥소리 처럼 들립니다. 이러한 느낌과 소리가 있어야 수술이 잘된 것이며 보통 수술 후 최소 4주(당뇨 환자의 경우 8주)가 지나야 원하는 혈액량을 얻을 수 있어 사용하게 됩니다. "동정맥루"를 만드는 시기는 대략 투석을 시작하는 시점에서 약 6개월 전쯤에 혈관수술을 하여 미리 혈관을 준비하는 것이 좋습니다. 자가혈관을 이용한 동정맥루 수술이 어려운 환자의 경우는 인조 혈관을 사용하여 수술을 하는데 장점은 자가 혈관에 비해 일찍 사용할 수 있고, 혈관에 주사침 삽입이 수월하며, 다양한 길이의 혈관이 준비되어 있기 때문에 수술시 제한이 적습니다. 그러나 인조 혈관은 반복적인 주사침 삽입으로 인한 감염의 위험이 높고, 혈전증이 많이 발생하며, 혈관 통로의 사용 기간이 상대적으로 짧은 단점이 있습니다. 인조혈관으로 동정맥루를 만드는 경우에는 투석시작 시점보다 3 – 6주 전에 수술하는 것이 좋습니다.

복막 투석

복막 투석은 우리 몸의 복강 안에 특별한 관(복막투석을 하기 위한 도관)을 삽입하여 배 안에 투석액을 주입하고 일정시간 복강 안에 저류 시켰다가 복막을 통하여 빠져 나온 노폐물을 배출시키고 다시 새로운 복막 투석액을 주입해서 수분 및 노폐물의 배출을 도와주는 치료방법 입니다. 복막투석의 원리는 혈액 내에 있는 노폐물과 수분을 복막이라는 반투과막을 통하여 복강 안으로 빼내는데 주입하는 복막투석액과 혈액사이에 농도차를 이용하여 확산으로 노폐물을 제거하고, 고 포도당을 섞어서 삼투압차에 의해 수분을 제거하는 투석 방법입니다. 복막투석을 시행하기 위해서는 복막투석 도관을 삽입하는 수술을 시행하여야 하는데, 다만 심장기능이 너무 좋지 않거나, 과거에 복강 수술을 하였던 과거력이 있는 환자, 만성 호흡기 질환 환자, 수술적 방법으로도 잘 교정이 되지 않는 탈장이 있는 환자들에게서는 시행하기 어렵습니다. 복막 투석 도관을 삽입하는 수술은 수술 방에서 하게 되며 외부에서 복강 안쪽에 투석에 필요한 도관을 삽입하는 것이므로 감염의 위험이 있어 무균적 조작을 하여야 합니다. 복막투석에 필요한 도관 삽입술에 소요되는 시간은 약 2시간 정도 소요되며, 국소 마취를 한 후, 배꼽 옆에서 아래쪽으로 약 5 cm 정도 절개를 합니다. 이곳을 통해, 복강 천자를 시행한 후, 복막 투석 도관을 삽입하고 고정하면 수술은 끝나게 됩니다. 수술 후에는 약 2주 간의 적응기간이 필요합니다. 복막투석의 가장 큰 장점은 주 3회 병원에 다녀야 하는 혈액투석과는 달리, 집에서 직접 본인이 투석액을 교환하여 줌으로써 병원에 억매여서 보내야 하는 시간을 자유롭게 쓸 수 있다는 것입니다. 복막투석 도관 삽입과 관련된 합병증으로는 통증, 투석액의 누출, 반사성 장마비, 복강 내 출혈, 장 천공, 출구의 조기 감염 등이 있을 수 있고, 투석관의 장기간 사용 중에 발생되는 합병증으로는 출구 감염, 터널 감염, 도관의 기능 이상(도관 폐쇄, 부적절한 배액 등), 커프의 돌출, 도관 주위의 탈장 등이 있을 수 있습니다. 입원기간 동안, 복막투석시 주의할 점, 복막투석액 교환법 및 관리에 대해 교육을 받게 되며, 특히 몸 바깥으로 나와 있는 투석관의 출구 부위를 청결하게 유지하여야 합니다. 출구 소독은 퇴원 후에도 매일 깨끗하게 해야하며, 욕탕 같은데 들어가서 물에 노출하는 것은 감염을 유발할 수 있어 가급적이면 출구에 물이 들어가지 않도록 하는 것이 중요합니다. 흔히 시행하는 지속성 외래 복막투석은 2 L짜리 복막투석액을 복강 내에 삽입한 투석관을 통하여 복강 내로 주입하고 5 – 6시

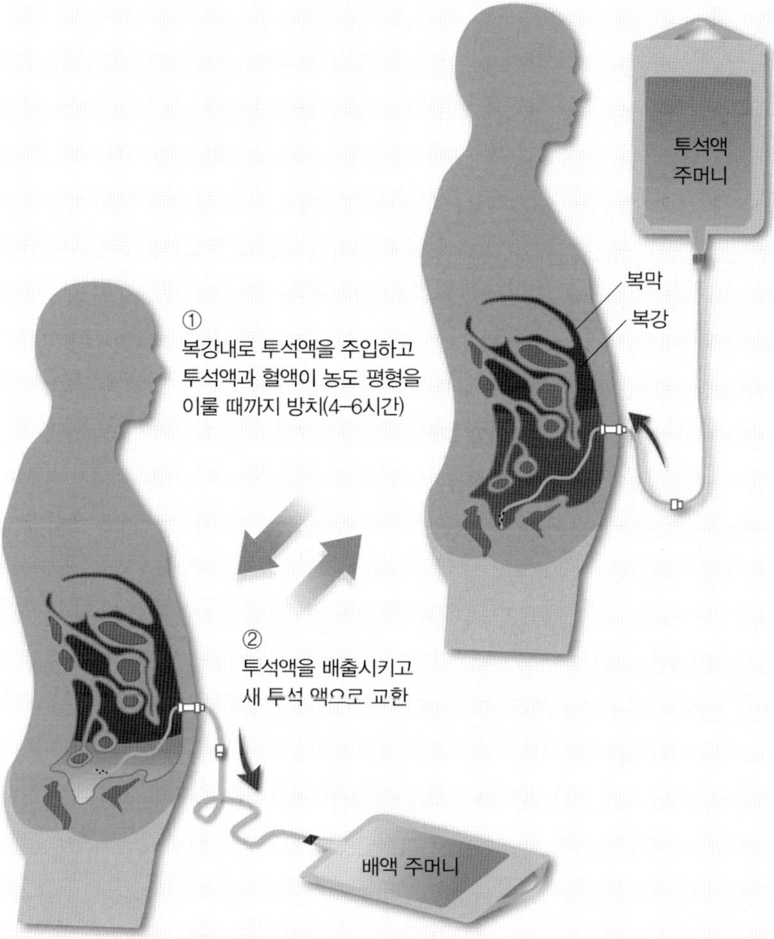

그림 9 ● 지속성 외래 복막투석

간 두었다가 배액하는 방법으로 하루 4회 교환합니다. 투석액 교환은 복강 안에 넣어두었던 투석액을 먼저 배액하고, 다시 새로운 투석액으로 바꾸어 주입하게 되며 배액하는 데에는 약 30분, 주입하는 데에는 약 10분의 시간이 소요됩니다(그림 9).

신장 이식

신장 이식은 정상적인 남의 콩팥 하나를 이식을 받아서 신장 기능을 회복시켜주는 치료 방법으로 가장 좋은 치료 방법이나 기증자가 너무 적어 수많은 환자들이 이식을 받기 위해 대기하고 있습니다. 이식을 받기 위해서는 혈액형이 잘 맞고 조직 형이 잘 맞는 기증자가 있어야 하며, 조직형이 많이 맞을수록 이식의 성공률이 높습니다. 혈액형은 수혈과 같이 맞추면 되는데 수용자의 혈액형이 A형이면 공여자의 혈액형은 A형 또는 O형, 수용자의 혈액형이 B형이면 공여자의 혈액형은 B형 또는 O형, 수용자의 혈액형이 AB형이면 공여자의 혈액형은 AB형, A형, B형, O형 모두 가능하고, 수용자의 혈액형이 O형일 경우에는 공여자도 O형이어야 합니다. 조직형은 일반적으로 부모와 자식 사이에는 50%가 맞으며, 형제 사이에는 0%, 50%, 100% 조직형이 맞을 수 있고, 일란성 쌍생아 사이에는 조직 형이 100% 일치합니다. 가족 간에 기증자가 없을 경우에는 대개 사체 신 이식을 받을 수 있는데, 최근 국내에서는 신장 기증자가 별로 없어서 대기 시간이 매우 길어서 문제가 되고 있습니다. 일반적으로 생체 신이식의 5년 생존율은 85－90%, 사체 신이식은 75－85%로 사체 신이식의 생존율이 5－10% 정도 낮지만 점차 생존율이 향상되고 있습니다. 최근에 와서 국내에서도 그 동안 금기시 해왔던 기증자와 수혜자간 혈액형이 부적합한 경우에도 이식 수술을 많이 시행하고 있는데, 이 경우 장기이식 수술 전 수혜자에게 혈장교환술을 통해 면역 거부반응을 일으키는 항체를 제거하고 수술을 진행합니다. “ABO 혈액형 부적합 신장이식”도 수술 성적은 상당히 좋은 편이어서 ‘ABO 혈액형 적합 신장이식’에 뒤지지 않는 이식신 생존율을 보이고 있습니다. 그리고 여러 가지 이유로 가족 간에 이식 수술이 불가능한 경우에 이식에 문제가 없는 다른 사람의 신장과 서로 교환하여 이식 수술을 진

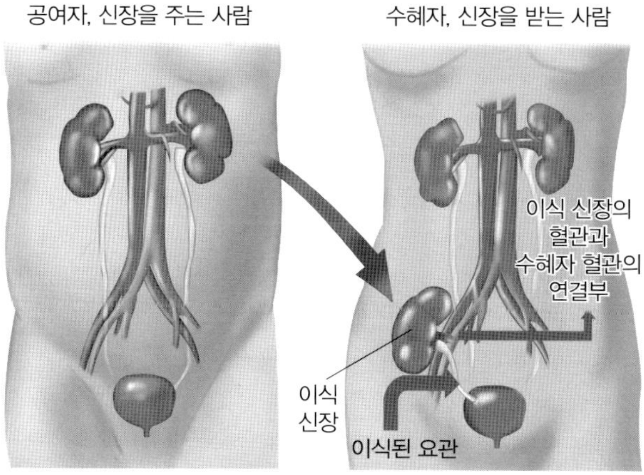

그림 10 ● 신장 이식 수술

행하는 교환 이식도 가능하므로 가족 간에 콩팥을 주실 분이 있는 경우에는 너무 실망하실 필요는 없습니다. 신장 이식 수술은 그림 10에서 보는 바와 같이 공여자의 정상 콩팥을 하나 떼어낸 다음 수혜자의 골반 쪽에 붙여주는 수술입니다.

만성 신장병 이야기

(환자와 보호자를 위한 만성 신장병 관리)

인 쇄 : 2016년 10월 15일
발 행 : 2016년 10월 20일

저 자 : 하 성 규

발행인 : 김 용 덕

발행처 : 메디안북

편 집 : 최 수 정

등 록 : 제 25100 - 2010 - 51호

주 소 : 서울시 마포구 마포대로 63-8, 1355호(도화동 삼창프라자빌딩)

전 화 : 02 - 732 - 4981

팩 스 : 02 - 711 - 4981

홈페이지 : www.mcbooks.co.kr

ISBN : 978-89-93340-59-4 03510

정 가 : 15,000원

이 책은 저자와의 계약에 의해 메디안북에서 출간되었습니다.